思想觀念的帶動者

文化現象的觀察者

本土經驗的整理者

生命故事的關懷者

Psychotherapy

探訪幽微的心靈，如同潛越曲折逶迤的河流
面對無法預期的彎道或風景，時而煙波浩渺，時而萬壑爭流
留下無數廓清、洗滌或抉擇的痕跡
只為尋獲真實自我的洞天福地

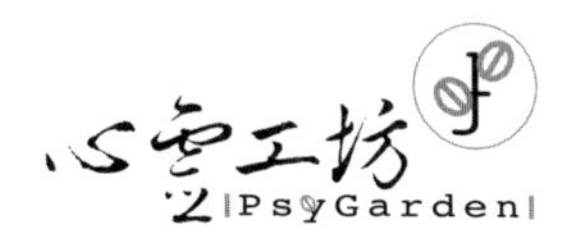

二度崩潰的男人

一則精神分析的片斷

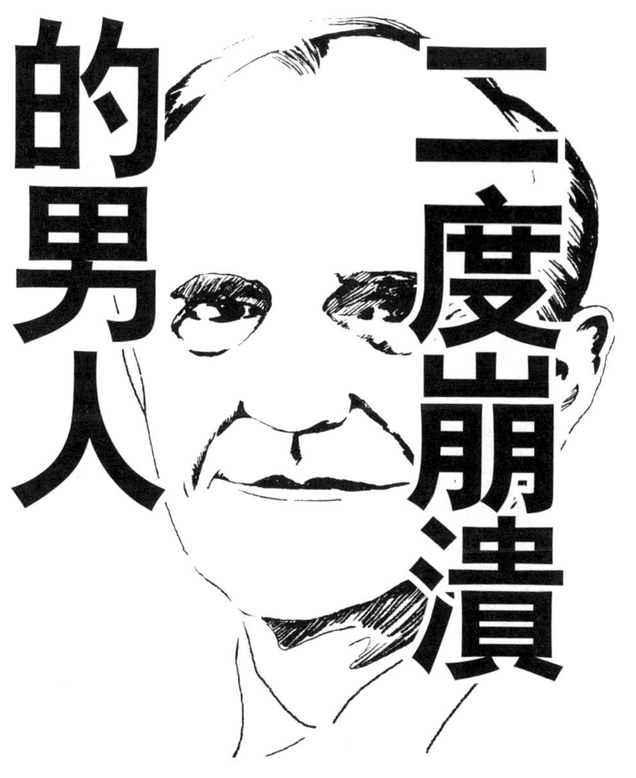

Holding and Interpretation:
Fragment of an Analysis

Donald W. Winnicott

唐諾・温尼考特——著　廖婉如——譯　王浩威——策劃、審閱、導讀

財團法人華人心理治療研究發展基金會——共同出版

目次

【中文版導讀】溫尼考特多元敘述的一場盛宴

溫尼考特出生於1896年，去世於1971年。他的一生，特別是二次大戰前後最具創造力和影響力的階段，卻是遠隔歐亞大陸另一端的臺灣，正開始追求佛洛伊德又迅而遺忘佛洛伊德的階段。

一切都從佛洛伊德開始。二次大戰前，日據下的臺灣，心理學也好，精神醫學也好，都是以實證的狹義科學為主。

1988或89年，在我住院醫師的那些年，臺大總圖圖館全面重新整理，當時剛從法國回來的陳傳興等學者，在久蒙塵埃的庫藏裡找到許多十八世紀末十九世紀初的西方經典原版，包括海德格《存有與時間》（*Sein und Zeit*）德文初版。其中的驚喜，倒不是這些國際拍賣市場上足以視為珍本的可能價值，而是，在那樣的時代，被殖民下的臺灣帝國大學，是如何跟得上當時的西方思想潮流在閱讀這些書？他們究竟在思考怎樣的問題？而那又是怎樣的時代，現代性似乎早已隱身其中，跟我們刻板印象中的臺灣日據時代是頗有距離。

因為這樣的啟發，我們幾個年輕的精神科住院醫師，也四處去翻閱那些大部分放到地下室、一觸就立刻滿天灰塵的舊書，包括臺大總圖、醫圖、法圖等等。我記得自己到臺大心理系的系圖時，負責管理的一位年長女士好奇旁觀許久以後忍不住開口說：「好像有快二十年沒看到精神科住院醫師來心理系圖了。」我從她口中才知道另一段故事，原來光復初期，臺大精神科和臺大心理系是固定每週一次的聯合讀書會，包括林宗義、柯永河、楊國樞、林憲、陳珠樟、葉英堃……等人，大都是讀日文或德文的文獻，偶爾也有英文或法文的。又一年後，告訴我這消息的女士，也退休了。

我們遍尋舊書，這些戰前的西洋心理書中，大部分是William James、Eugene Bleurer、Wilhelm Wundt、Emil Kraeplin等人，而沒看到佛洛伊德或榮格的戰前版本。

這樣的經驗也許無法窺見當時的面貌，不過，二次大戰前的臺灣似乎沒有太多的佛洛伊德。

關於精神分析的翻譯和討論，遲遲到了五〇年代，才從高覺敷二〇年代上海譯本在臺灣的盜印才開始的。那時夾雜在佛洛伊德《精神分析導論》的許多翻印書，還有朱光潛《變態心理學》、潘光旦譯的靄理士《性心理學》。也許是高度的政治和道德壓抑吧，佛洛伊德作品是因應同樣的性壓抑而出現在臺灣。

到了七〇年代，隨著曾文星回臺，帶起一股精神分析狂熱。當時臺大醫學院一群高年級學子投入了以佛洛伊德為主的精神分析著作翻譯，也就是我們目前仍可以在志文出版社新潮文庫看到的那些譯作。

溫尼考特最活躍的那些年，臺灣正努力在追趕過去的佛洛伊德和他的少部分第一代子弟（榮格、阿德勒等），以及二次大戰後在美國大眾文化中最發揮影響力的新佛洛伊德學派（只佔美國精神分析發展的一部分），包括荷妮、蘇利文、佛洛姆等等。

臺灣的精神醫學界也好，心理學界也好，遲遲到了1988年左右，才開始隨著當時臺灣剛開始的後現代主義而發現了拉岡

（Jacques Lacan），同時也隨著一群年輕住院醫師的私下讀書會，發現了英國客體關係理論和美國的自體心理學，特別是那一本入門書，Michael St. Clair著的《Object-Relations and Self Psychology: An Introduction》（陳登義許久以前就翻譯完了，卻遲遲沒機會出版，直到七、八年前中國譯本出版，2003年英文版也修訂到第四版了）。

1990年，我四年住院醫師訓練的最後一年，臺大精神科要求每一位總醫師都應該給個seminar，我自己提出的題目是「D. W. Winnicott: his life and work」，似乎從沒有總住院醫師在臺大精神科seminar談精神分析甚至是心理治療，但科裡的主治醫師們也很快就答應了。

2004年，華人心理治療研究發展基金會和心靈工坊出版社開始合作「心理治療系列」時，佛洛伊德的臨床個案和克萊恩的作品是最優先想到的，其次便是溫尼考特的作品了。在這同時，樊雪梅和林玉華也譯完溫尼考特的兒童個案書《皮皮的故事》（*The Piggle*）在五南出版了。我們選擇了六本溫尼考特的作品和一本關於他的傳記。很可惜的，被視為最重要的三本之一《成長過程和促長環境》（*The Maturational Processes and the Facilitating Environment*）卻遲遲一直未拿到版權。

《二度崩潰的男人：一則精神分析的片斷》原書名當然並非如此，只是原書名「扶持與詮釋」這一排中文，如果不在腦海中反轉回英文「Holding and Interpretation」，似乎又看不出任何感覺。這是少數可以理解溫尼考特在成人的心理治療時，實際所發生、所感受等等一切。（另一本則是Margaret Little寫她自己被溫尼考特分析的紀錄。）

溫尼考特開始進行精神分析是相當早的；更準確地說，他經由被分析而接觸到精神分析，是在佛洛伊德創立精神分析成為一派之言還沒太久的時候，就發生的經驗。

1919年，二十四歲結束二次大戰軍醫生涯那年，也許是因為戰爭創傷，擔任小兒科醫師的他「想成為自己夢的主人」，而在書店推薦下買下《夢的解析》，開始進入精神分析的世界。1923年，在英國精神分析第一人（也是佛洛伊德核心弟子之一）瓊斯（Ernest Jones）的推薦下，接受佛洛伊德英文版譯者史崔齊（James Strachey）分析。而第二個分析師是芮薇兒（Joan Riviere）則是「第一位克萊恩學派人士」（the first Kleinian）。

當時精神分析還沒建置化，所有的規則都還在摸索，瓊斯在佛洛伊德引導下也許有某一程度的分析經驗，但史崔齊和芮薇兒都是在佛洛伊德聲名大噪而維也納診所門庭若市之後，數次維也納之行都好不容易才擠上作幾次分析，也就開始回到英國，一方面繼續尋找被分析的機會，一方面也開始進行分析師工作了。因為一切都在開始的階段，許多當代精神分析視為大忌的事，當時卻是那麼理所當然。譬如克萊恩到英國之後，一方面是溫尼考特的督導，一方面溫尼考特卻又是她女兒的分析師。

溫尼考特在這氛圍下，加上他個人既溫和又隱隱的反社會氣質，自然有許多打破規則的做法。譬如在二次大戰前後，精神分析以自我心理學（ego psychology）為主流的時代，對大部分的治療師而言，在強調強化自我（ego）的方法時，自然而然就認為心理治療要避免可能的崩潰。然而溫尼考特對於一般治療師視為崩潰前兆的退行（regression），反而視為一種治療機會，而非防衛。

他對這些退行到童年一般高度依賴狀態的個案，嘗試著各種母親一般的擁抱（holding，扶持的其中一個意思），來作為促長其心智的方式：「有時長達數小時的開放性、不限時間的晤談治療，身體上的擁抱接觸，依需求而給予晤談，以及支持性的額外晤談等方式。」（Lavania Gomez著，陳登義譯《客體關係入門：基本理論與應用》，五南出版，但筆者做部分修譯。）

這本書紀錄的最後所附錄的〈退縮與退行〉一文，所進行的個案分析，正是溫尼考特對自已將退行視為治療切入點這一主張的最重要說明。

在〈退縮與退行〉也好，在《二度崩潰的男人》一書也好，其中的紀錄，都只是溫尼考特與個案B（這是溫尼考特在其他文章裡所用的代稱）兩者之間漫長治療過程中的一段而已。

個案B應該是成長在一個經濟頗寬裕的中上流社會的家庭。在他十八或十九歲時出現第一次嚴重憂鬱症狀（第一次崩潰？），當時父親去世，在母親安排下（可能她當時也已經接受分析），開始接受溫尼考特的分析。頭兩年的分析，一開始B是以表面順從的態度來接受分析的。一年多以後，治療「邁入了一個階段」，個案從「一個自滿、自我中心、懶散、蓄鬍而奇裝異服的年輕人」變為「積極上進，最後謀得差事，在工廠裡負責一份戰務工作。」分析斷斷續續進行一年多，因為戰爭經常中斷，也可能因為戰爭而提早結束。當時B仍然沒有分析的主動意願，只是依別人的期待進行分析。

七、八年後，溫尼考特主動與B母親聯絡，也見了一次面，知道B已經成為醫學生，母親有能力（經由分析）要求B搬出去住，姊姊精神分裂而接受分析，而B也和一個頗有母性的女人結婚。

再三、四年後，也就是B約二十八、九歲時，溫尼考特經由母親知道個案第二次崩潰而住院了，B是在取得醫師資格後崩潰的。溫尼考特與他住院時的主治醫師聯絡上，可是B無意與溫尼考特見面，直到數週後在母親說服下，B以住院身分到溫尼考特的診所開始分析。一方面，「他自知缺乏衝動，也無法主動與人攀談，只能加入別人起頭的嚴肅話題而說得頭頭是道；他缺乏朋友，與人相處時找不到話題的困窘破壞了他和眾人的友誼，使他成為無趣的人」；另一方面，他「像是某個冷眼旁觀的局外人來見我，跟我說些他事先斟酌過的話。」

分析前四個月每週五次分析，而在分析開始一個月後，B出院回醫院上班。後來因為開始看診而改為三次，一直持續了兩年多，也就是B三十歲為止。

在前六個月過程經歷後，個案漸漸可以自發性地說話，許多狀況在發生，溫尼考特也因此發表了〈移情在臨床上的變化〉（1955）和〈由真我、假我的觀點看自我扭曲〉（1960）。

前十六個月的分析，溫尼考特是回顧似地記錄下他們的晤談。在尾聲發生的五個插曲，溫尼考特運用來討論他對退行（見前文）作為治療機會的主張，而於1954年發表〈退縮與退行〉一文。

這次治療十六個月後曾暫時結束，似乎是因為B對自己開始有足夠的自信，「頭一回覺得有希望」，也許認為可以自己來面對而結束了。

三個月後，治療又開始了。這次雖然還是母親付錢，但似乎

B更清楚自己需要甚麼了。溫尼考特也在這時，因為之前的經驗，開始逐次記錄下每次的晤談，有計畫地收集作為未來寫書計畫。

溫尼考特是一位擁有太多未出版作品的偉大精神分析師。法國精神分析師格林（André Green）在討論溫尼考特時，就半開玩笑地說，這是溫尼考特「在未說的（the unsaid）和已出版（the published）之間的過渡書寫（transitional writing）」。同樣地，《二度崩潰的男人》也是這樣的「過渡書寫」：這六個月的分析記錄，在他死後的第二年（1972）一度收在裘凡契尼（Peter L. Giovacchini）所編的《Tactics and Techniques in Psychoanalytic Therapy》一書裡；不過後來，正如溫尼考特其他遺稿皆由其遺孀克萊兒委託瑪殊・汗一樣，這本書是由瑪殊・汗最後定稿編輯而成的。

瑪殊・汗對這份文稿的特色，認為「溫尼考特的臨床敘述之美妙，在於它的意象游移不定，一如它的心理動力之自由開放一般。」

在這份稿子裡，不知是溫尼考特還來不及校正為統一的敘述觀點，還是刻意保留紀錄時的多重觀點，文本本身呈現出多元敘述的風格，包括個案敘述的直接紀錄、分析師認為的個案敘述、分析師記憶中自己的回應、分析師對發生一切的當下看法，以及晤談後的自我分析。這樣的多元敘述風格，也就是瑪殊・汗形容的「意向游移不定」的特色。

這樣多元觀點的敘述風格，一開始的閱讀似乎不容易像小說閱讀一般地流暢。相反地，閱讀的過程是不斷被干擾和停滯；但是，如果再繼續閱讀下去，慢慢地，讀者（特別是有心理治療經驗的）開始可以感受到真實的會談室裡不同觀點的想像永遠同時存在的同樣氛圍。這樣的敘述方式，反而讓讀者更貼近真正的會談室了。

心理治療往往被視為太神祕、太不可談了。溫尼考特的個案寫作不同於佛洛伊德的個案書，反而是更用心在每次的紀錄，包括其中的過程和細節。對於不是心理治療圈內的人，這是一本故事精采的書；對於心理治療進入狀況的人，這將是栩栩如生的示範，更是一位老手將臨床過程的心理和分析勇敢地自我解剖開，十分慷慨地與大家分享。

在精神分析也好，在心理治療也好，這種坦然和自信，卻是相當罕見的。也因此，《二度崩潰的男人》一書，更是重要。

王浩威
精神科醫師
華人心理治療研究發展基金會執行長
2008年十二月

中文版編譯事項說明

1.《二度崩潰的男人：一則精神分析的片斷》（*Holding and Interpretation: fragment of an analysis*）最早由倫敦霍加斯出版社（The Hogarth Press）於1986年出版。中文版翻譯依據的，則是1989年由卡納克出版社（Karnac Books）重新印製發行的版本。

2. 本書於內頁左外側（雙數頁）及右外側（單數頁）附上原文書之頁碼，以求更具實用及參考價值。

3. 關於註釋的編排，原書是在每頁的下方以1. 2. 3.……依序編排。本書註釋也編排於每頁的下方。為顯現原來1. 2. 3.……的順序，則在註釋前面加上原文頁碼，例如20-1、20-2，即原文第20頁下方的註1及註2。中文版另行增加的註釋，為避免與原書註釋相混淆，編號方式則採原文頁碼後加英文字母，如7-a，亦為隨頁註的形式。希望這樣的作法，可以更方便讀者對照和參考。

4. 中文版除王浩威醫師撰寫的導讀之外，於附錄部分完整收錄並翻譯原文書所附之〈退縮與退行〉、〈參考書目〉及〈英文索引〉。而為求精確，〈參考書目〉中羅列的書名與原始資料出處，一律僅附原文。

引言

1 溫尼考特於1971年一月過世的前半年左右，曾應一群年輕的英國國教教士之邀前去與他們談話。席間閒聊之際，教士們向溫尼考特請教，他們最想知道的，是如何分辨前來向他們尋求幫助的教友，是生了病需要精神醫療，還是只需要談一談便能自行解決問題。事後跟我聊起這件事時，溫尼考特說，這個簡潔有力的問題讓他當場愣住了。他沉吟了好半晌之後，才答道：

> 「有人來找你們談，你聽他說話，感覺到很沉悶，那麼他就是病了，需要精神醫療。如果他讓你很感興趣想一直聽下去，那麼不管那苦惱或衝突有多悲慘，你們儘管幫他便是。」

溫尼考特的珠璣之語讓我印象深刻。自此之後，每當我和病人晤談時，他的這席話總是縈繞在我腦際。

重讀溫尼考特的〈分析的片段〉，這問題更是鮮明地躍然紙上。我們在此收錄了溫尼考特關於這位病患的兩份筆記，一份是〈退縮與退行〉（Winnicott 1954a，參閱本書附錄），另一份則是〈分析的片斷〉，關於後者，本書是最終的版本。[1-1] 把這兩份筆記放在一起，就它們的形式、特色和內容做個對照，帶給人很多啟發。

1-1 這份筆記先前曾收錄在裘凡契尼（Giovacchini 1972）編著的書裡。

在鋪陳我的論點之前，先行區分**令人感到沉悶**（boring）和**沉悶**（boredom）這兩個詞的意義相當重要。根據《牛津英語辭典》的解釋，**令人感到沉悶**這個動名詞意指：「使他人厭煩及疲乏的作為」，而**沉悶**這個名詞意指：「感到無聊、乏味、倦怠的狀態。」我由此提出一個假說：**令人感到沉悶**帶有「反社會傾向」的性質（Winnicott 1956），隱含著有所要求與懷有希望；反之，**沉悶**是嚴整而具防衛性的一種心境，也是一種精神結構。同理，感到沉悶是種正常的狀態，有別於讓人感到沉悶。當我從溫尼考特的著作裡反覆抽絲剝繭，試圖找出他認為讓人感到沉悶是精神疾病的徵兆這看法的源頭時，我發現，儘管是由間接及逆向推敲的方式而得，但確實可以從他最早期的文章裡頭就可以發現蛛絲馬跡。 2

溫尼考特（1936）自己就明白說過：「仔細地問診對於我如何去理解事情有深刻的影響……」可以想見他是如何觀察嬰兒與孩童的。瞭解這一點，往往有助於準確地理解他藉此提出的精妙的精神分析假說。從他第一部著作《童年違常的臨床筆記》（*Clinical Notes on Disorders of Childhood* 1931）裡的案例來看，他臨床上獨樹一格的作風和敏銳的觀察力早已確立。他總是在他所關照的環境裡把嬰兒及孩童當成**完整的人**來看待。這本最早的著作中，有兩章再次被選錄重新刊載在他的論文集《從小兒醫學到精神分析》（*From Pediatrics to Psycho-Analysis* 1975）裡。

那兩章的案例特別引人注目的地方，是溫尼考特特別指出孩子坐立不安、心神不寧這一點來觀察。坐立不安的孩子無法經由**玩耍**應付並駕馭自身精神上的興奮和焦慮，於是他們把興奮和焦慮轉化為行為上的「小毛病」，譬如肌肉抽動、坐立不安、胃口失調、便祕等等，形同對外界求援。溫尼考特把這時期的臨床經驗呈現在他首度以理論形式發表的文章〈躁性防衛〉（'The Manic Defence' 1935）裡。我這篇文章的目的，就是要找出這種精神狀態背後的心理動力。一個人會變得令人感到沉悶的，也就是這種精神狀態。

由小兒科工作轉往分析大人以累積臨床經驗的期間，溫尼考特會以躁性防衛為主題寫下第一份嚴肅的精神分析式論文絕非偶然。文中論及躁性防衛是內在精神狀態應付焦慮的一種方式。這焦慮在外顯行為上有其相對應的部分，也就是坐立不安、心神不寧，這時他早在孩子身上就觀察到這些現象。溫尼考特（1935）認定他做的「與其說由外在現實對照出的是幻想，不如說是由外在現實對照出的是內在現實。」這說法看似隨意，但其中透露出溫尼考特對人的精神體驗的看法有了重大的轉變。後來他便把強迫性的幻想視為對精神現實的否認，他寫道：「幻想是一種隔絕的狀態，只吸收能量但沒有貢獻—— 沒對做夢或活著本身有貢獻。」（Winnicott 1971）。溫尼考特認為躁性防衛的作用，是企圖否認內在現實，並由內在逃脫到外在現實裡，努力維持「撐住活力」（suspended animation）的狀態。他舉出四個臨床案例來佐證他的看法（Winnicott 1935）。第一個例子是位名叫比利的五歲孩子，因為躁動不安，不論手裡拿什麼都玩不起來，而被轉介前來就診。在分析過程裡，比利表現出來的不是玩耍，而是猛烈攻擊。直到這孩子被迫害的焦慮降低，他才有辦法拿起物品來玩，並表達出他對幻想中的人物的關切。第二個案例名叫大衛（八歲大），一個不合群的小孩，由於「對性及廁所著迷」的緣故被退學，所以前來接受分析。接受分析之初，這孩子曾說：「希望我不會讓你累。」溫尼考特隨後補充道，「想讓我累的意圖很快就

3

展現了它的威力。」不過，這孩子讓他累的同時也不想讓他虛脫，他會強迫溫尼考特稍事休息片刻。顯然，到頭來「變得虛脫的人是他」。我們由此可以清楚看出，讓人累和讓人沉悶兩者如何結合在一起，變成他自己因應內在壓力的方法。讓人感到沉悶的病人藉由強迫性的過度操控其言語及談話內容，企圖對內在現實施以無所不能的掌控。他的言談是一種僵化的空間，裡頭什麼也沒法發生。

溫尼考特接下來舉出夏洛特（年三十歲）的例子，就臨床上來說她是個有自殺危險的憂鬱患者，他借這例子說明病患受困於反覆出現的夢：「她來到有火車的鐵道上，**但火車始終沒發動**。」分析逐漸上軌道之後，她夢見**火車發動了**。溫尼考特的詮釋是：「用簡單的話來說，火車發動就可能釀成意外。」躁性防衛的目的，就是要凍結發生任何事的所有可能性。這就是我之所以把溫尼考特的概念加以延伸，假定病患不由自主地對我們做出沉悶的敘述，是為了不讓語言和隱喻去描繪或改變他的經驗。病患開闢了個對話空間，讓置身其中的他和分析師皆被自己的敘述技法及其單調重複的內容所癱瘓。

第四例是個強迫症病患，名叫瑪蒂妲（年三十九歲）。某次治療時（也就是溫尼考特描述的這一次），她帶來一本由各個角度拍攝的大頭照相本（四十八張相片）給溫尼考特瞧瞧，他從她這個舉動裡發現，這名病患想「藉由觀看來否認自身的死亡」，以及，她「覺得我看著她的照片（她的四十八個面貌）**比我看著她本人更真實**。分析情境（她接受分析四年來一直聲稱分析情境對她而言才是真實）此時在她眼裡頭一回顯得不真實，或至少變成是一種自戀的關係，這層和分析師的關係對她來說之所以珍貴，主要是因為她可以鬆口氣，儘管接受而不必付出，是屬於她和內在客體之間的關係。她想起，就在那一、兩天之前，她赫然發覺：『真正做自己有多可怕，孤單到了極點。』」

從這些臨床的小插曲裡頭，我們窺見了溫尼考特的治療方式的精髓。我們也從中看見了，他質疑病患在分析情境及分析關係裡所製造的或呈現出來的狀態之**真實性**（authenticity）。我由此得出一個結論：讓人感到沉悶本身原本就不真實，對病患和分析師來說皆然。不過，我們還是得學著忍受這種假象的對話以便幫助病患。佛洛伊德（1895）在他頭一回全然放棄催眠法並單採自由聯想來進行分析的案例裡頭，就碰到了這個「沉悶因素」，他說：[4]「伊麗莎白小姐對她自身病情的描述，聽了**讓人疲憊**……」

就這個脈絡來看，溫尼考特接下來的一篇重要論文是〈針對母親身上抵禦憂鬱的防衛所進行的修復〉（'Reparation in Respect of Mother's Organized Defence against Depression' 1948a）。溫尼考特於文中提出了「假性修復」（false reparation）的概念，而這個概念是從「病患對母親及主宰因素的認同，不在於病患自身的罪惡感，而在於母親為了抵禦自身的憂鬱及潛意識罪惡感而築的防衛」這個想法而來。溫尼考特之所以寫下這篇文章，是為了化解英國精神分析學會裡過去十年來吵得沸沸揚揚的門戶之爭：存在於克萊恩（Melanie Klein）及其追隨者只看重潛意識幻想的一派，以及另一派（以葛婁弗〔Edward Glover〕為首）認為被加諸到病患身上的某些幻想，其實是分析師主觀上創造出來的兩派之間的分歧。溫尼考特試圖指出，母親的心情對幼兒逐漸成形的內在現實衝擊之深，足以使之顛三倒四、面目全非。

我們將看見溫尼考特後來如何把這個假說加以延伸，發展出人格上真我與假我的概念。關於母親對孩子的侵入性衝擊（intrusive effect）的一個極為聳動的臨床案例，溫尼考特在〈臨床上自我異化因素的母親瘋狂〉（'Mother's Madness appearing in the Clinical Material as an Ego-alien Factor' 1972）一文中有所描述。

早在〈情緒的初始發展〉（'Primitive Emotional Development' 1945）一文中，溫尼考特就對他是怎麼看待嬰兒與母親的關係，做了簡要的說明：

> 「從嬰兒和母親的乳房各自的角度來說（我無意強調乳房是傳遞母愛的必要管道），嬰兒有本能的衝動和掠奪的意念，而母親有乳房能夠泌乳，也甘受飢渴嬰兒的攻擊。這兩造原本各不相干，直到母親與嬰兒有了共同的經歷。身心成熟的母親必須是容忍與理解的一方，所以是她創造出一個情境，幸運的話，嬰兒能於其中與外在客體首度發生聯繫，而這個客體就嬰兒看來，是在自我之外的。
>
> 我把這個歷程看成是由兩端出發往對方延伸的兩條線，彼此很可能會接上。如果這兩條線重疊，便產生了片刻錯覺（illusion）的零星體驗，嬰兒若不將之視為幻覺（hallucination），就是視其為外在現象。」

在這篇文章裡，我們找到了溫尼考特後來提出的所有概念——比方說扶持、過渡性客體以及依賴——的雛型。溫尼考特就是以這個母親－嬰兒關係為原型，繼而詳加闡述移情的本質和 5

特性，以及分析情境所扮演的角色。他想強調一個歷程：一個「個體和共有的現實接觸的歷程，而且這歷程的發展是從嬰兒一出生便開始的。」（Winnicott 1948）溫尼考特看出了致力於斯的分析師所涉足的危險：「……很多對分裂型青少年的治療之所以失敗，是因為這些治療都忽略了孩子能夠『發想』——從某方面來說，是創造——出一位分析師的能耐，而真實的分析師會設法讓自己和那個人物相符。」（Winnicott 1948）

在〈出生記憶、出生創傷，以及焦慮〉（'Birth Memories, Birth Trauma, and Anxiety' 1949）一文中，溫尼考特說道：「證據顯示，個人的出生經驗有其意義，而且個人對這經歷保有記憶。」然而，他也堅稱：「沒有單就出生創傷來分析的治療這回事。」他引述分析女病患H小姐（年五十）的一些情節，並總結道：「對某個個案密切詳細的觀察中，能看到病患在分析時段裡某些非常特殊的情況下呈現出部分自我退行回子宮內的狀態，這一點讓我很欣慰。」更為關鍵的，是溫尼考特說：「在我看來，就是對衝擊的回應已瀕臨無可忍受的邊緣，理性才開始和精神區分開來運作。」溫尼考特就是基於早熟的理性運作是為了回應衝擊而分化出來的這個概念，把幻想視為否認精神現實的病態心理運作，由此看來，某類型的強迫性自由聯想會是分析歷程的癥狀。關於這類心理功能的發展扭曲的某些變化，溫尼考特於〈心智及其身心關係〉（'Mind and its Relation to the Psyche-Soma' 1949a）一文中有所討論。病患想「從這種心靈活動中解脫」以便尋回身心合一的需求，從他們要求接受電療當中可見一斑。

在〈由不安而來的焦慮〉（'Anxiety Associated with Insecurity' 1952）一文中，溫尼考特詳細說明了幼兒因照顧上的疏失所引發的三大類焦慮：

「沒有整合好，感覺要分離崩析；身與心失去聯結，感覺自己不再是自己（depersonalization）；以及感覺到意識的重心是在軀殼而不在內心，是在照顧技巧上而不在個體上。」

我認為，這些令人挫敗的技法的熟記，構成了病患令人感到沉悶的技法的要素。這類病患透過成人般的對話，以枯燥乏味的建立關係方式，來扭曲和濫用治療師提供的分析歷程；而他們孩提時就是身受這些技法所害。這一切的背後，一如溫尼考特（1952）所指出的，是病患因為無法理解自身的瘋狂而來的恐懼： 6

「有這麼一種情況，人恐懼的是瘋狂，也就是說，害怕退行成為失去整合狀態卻不焦慮的恐懼，害怕沒有活在自己身體裡的恐懼。所恐懼的是不再焦慮，也就是說，害怕有一種退行，是再也恢復不來的退行。」

令人沉悶的病患透過言談上專橫的重複，把這種潛在的「瘋狂」凍結成冗長的贅語。

溫尼考特在〈精神分析情境退行現象的後設心理學觀點及臨床觀點〉（'Metapsychological and Clinical Aspects of Regression within the Psycho-Analytical Set-up' 1954c）一文中論及處理這種高度組合的**心理習性**的治療方式。就溫尼考特看來，最重要的是案例的挑選與分類。他把個案分成三類。第一類的個案能以完整的人來運作，其所遇到的難題都可歸結到人際關係這方面。第二類的個案，其人格的完整性並不穩定。在這類個案身上，分析的工作端視病患的關切能力發展階段而定（cf Winnicott 1963）。溫尼考特認為，分析師能否存活是治療這類病患的關鍵因素（cf Winnicott 1963）。至於第三類個案的治療，就是從人格形成的一開始就將它當做一個逐漸分化的實體處理。在這類個案身上，分析強調的是處置（management），並在實際的臨床操作上將退行處理成分析情境裡的依賴。

在溫尼考特看來，「退行這個詞，簡單來說是指進展的逆轉」，而「進展的逆轉可是一點也不簡單」，這得要有容許退行發生的自我才行。因此，退行的能力是病患在嬰幼兒時從環境裡曾得到良好照顧的結果。在溫尼考特看來，就是因為病患身上保有這個兒時照顧好的一面，病患才會萌生一個信念，相信經由特殊的（臨床的）環境供給，原初的疏失有可能被矯正，情緒方面會有新的發展。

照顧與處理這類病患時，重點則要擺在分析情境的品質上。溫尼考特的一段文字（1954c）說得很清楚：

> 「談論病患的希望（wishes）是適當的，（比方說）希望安靜。但在退行的病患身上，希望這個詞並不恰當，所以我們改用需求（need）這個詞。如果某個退行的病患需求安靜，那麼，得不到安靜，就什麼事也做不成。假使病患的這個需求沒被滿足，其結果不是憤怒，而是重新經歷一遍使得自我

成長歷程中斷的環境疏失。這個個體「希望」的能力已受到損害，所以我們會看到讓病患感到徒勞無益的起因再度顯現出來。

處在退行狀態下的病患近似於重新體驗某個夢境或回憶。把某個夢外化（acting out）[7-a]出來，病患也許會發覺這是迫切的，而且只能外化之後談論外化的內容，而沒辦法在外化之前談論。」

溫尼考特對於退行狀態的理解與處置，平鋪直敘的也好，迂迴隱晦的也罷，確實是他臨床工作的關注所在。佛洛伊德及其他的分析師早已認定，在所有的精神疾病及移情關係中，退行現象無所不在。他們強調的泰半是退行到欲力發展的更原始階段、並且伴隨著相對應的幻想和希望。溫尼考特則是在眾所認定的看法上，強調退行狀態裡的需求這個元素。

接下來，讓我們言歸正傳，回到眼前的臨床資料上。我要對克萊兒・溫尼考特太太致上深深的謝意，多虧有她的幫忙，我才能得到溫尼考特對這名個案所保存的全部筆記。

一如溫尼考特在這份筆記的簡短前言中所說的，他之前在大戰期間分析過這名病患。事實上，溫尼考特和這位病患進行的兩回合的分析期間，在前後三個階段裡分別寫下三段大量的筆記。

溫尼考特自始便決定要做筆記。第一份筆記記錄第一回合的

7-a　中譯註：acting out在精神醫學一般譯成「行動化」或「動作化」，因外化一詞易與externalization相混淆，但在本書中為顧及行文流暢度，在某些段落會斟酌交錯使用「外化」或「行動化」二詞。

分析，標題為〈分析之片斷擷錄〉（'Fragment from an analysis'）。那是溫尼考特的一份手稿，他從未把它發表出來。然而，文中的見解給了我們很多啟發，所以我直接從他的打字稿摘錄前言如下：

> 「在這篇文章裡，我想把一份相當特殊的臨床內容拿來運用。
>
> 要呈現分析的內容著實不易。首先，你要記住一個鐘頭的治療內容，隨後把它記錄下來，這可是相當花功夫的事。其次，面對大量的內容，難在必須從中做篩選。再者，分析師會發現，特別困難的地方，是照實記錄自己說過的話。
>
> 然而，在這份分析內容裡，這三種困難就某個程度上來說都被克服了。我的病患話說得很慢，很謹慎，很容易記下來；我都挑特殊的片刻來記錄，我知道那片刻就分析來說是決定性的一刻；我所說的話，不管自己覺得妥不妥當，都照記不誤。
>
> 在分析這名十九歲年輕人的過程中，我們邁入了一個階段，這階段證實是很關鍵的。我和病患在長時間的努力攀爬之後，終於登上了山頭，視野也愈來愈開闊，多少也因為已經來到了山頭，所以就不用那麼費勁兒了。我們倆都想好好利用這長達一年的分析，也為了從發生的事情裡盡量學習，所以有好幾個鐘頭的內容我幾乎是逐字逐句地記錄下

8

來。我想我敢說，這病患並不曉得我採取這種不尋常的做法。要是病患發覺了而分析的進行大受影響的話，我當然也就不會這麼做了。

雖然我沒把全部的內容記下來，但我仍要說，這次的分析最動人的地方，是病患探觸到自己對內在世界裡的客體的情感時的那份輕鬆自在，以及只要他感覺到他的內在世界裡有我與他同在，他就能侃侃而談那些情感的那份安然愜意。隨之而來的，一如所料，是病患人格上以隔離作用表現出來的頑強抗拒，所以在分析情境當下的他和外在世界裡頭的他便鮮少有什麼關聯。我想在此呈現出來的分析片斷，就是這抗拒瓦解的時期。

這是一次相當順暢的分析。這分析自有其動力，分析師和病患都感受到它的美妙。儘管這期間由於病患就讀的大學從倫敦撤離而使得分析暫時中斷，但病患表現得像是他自知需要幫助，而且也深信自己會得到幫助。此外，不像有些病患，他沒有表現出一副要是他不趕緊抓住時機，分析很可能隨時會終止的樣子。

我將描述這次分析一開頭的情形，因為它說明了移情的特性。這病患的母親某天打電話給我，說到她正接受分析云云，並談及她有個十九歲兒子也想接受分析。她問我可否見見他，我說，行，請他明天五點鐘來見我。隔天，五點鐘一到，這男孩來到我的診間，在長椅上躺下，分析於焉開始，就像之後的一、兩年一樣。換句話說，分析之於他而言，早已是他篤信不疑的一件事。離去之際，他走到我的書櫃前瀏覽了一下，看到兩本他說自己書架上也有的書。從這一點，還有其他的點點滴滴，在在顯示出，他在長椅上安頓的那個人，已然是他內心世界裡頭的自己，若我說，直到我提筆要把第一個鐘頭的分析內容逐字逐句記下來的那一刻，我仍是他內在世界裡的一個客體，這說法十之八九錯不了。

換句話說，分析自始至今，說來約莫一年，這期間還因學校在學期中撤離而中斷過，病患和我的關係是極為造作的，除非能識得這其中的奧妙。這段分析的內容很豐富，分析也頗有成效，不過卻怎麼也無法觸及更深的層次，比方說，伊底帕斯情境的動力關係。事實上，這個過渡的預告，是早在病患頭一回在外在世界裡意識到忌妒這回事時，當時他是在閒聊之際不經意提到他讀過伊底帕斯情結這概念，但沒放心上。在這第一回合分析的前半段裡，我無意把分析往伊底帕斯情境上推，因為我知道，從移情的類型來看，這樣做鐵定徒勞無功，同時也因為分析穩健地持續進展，所以你終究料得到，分析再繼續發展下去，所謂的阻抗或治療的負向反應勢必會顯現出來。

9

在呈現出臨床內容之前，為了讓讀者先有個概念，我要清楚地指出這次分析的轉戾點，是針對病患對完成分析的恐懼開始進行分析。完成某件事的意念會挑起多方面的焦慮，而這個病患身上，焦慮只著重在其中一面：得到滿足而欲望止息的那一剎那，幻覺裡的乳房或者說主觀上好的外在客體，會頓時化為烏有。

就他來說，得到滿足比對所愛的客體施以攻擊還更糟糕——滿足讓他所愛的客體消失無蹤了。

分析進行到這一刻，我早已被內化到他心裡，分析在它自身的軌道上及侷限內暢行無阻。不過，在這之後，分析的進行和病患的生活皆起了變化。在後來的分析裡，他能夠把我視為外在的現象，嚴重的隔離作用也不見了，所以他可以把外頭發生的事融入自由聯想裡。在家中，他也因為覺察出母親的真貌，母子關係有了新的發展。這病患從一個自滿、自我中心、懶散、蓄鬍而奇裝異服的年輕人幡然一變，變得積極上進，最後謀得差事，在工廠裡負責一份戰務工作。此外，先前對他而言顯得頗不真實、也無法在分析中觸及的伊底帕斯情境，如今則以最典型的方式讓他感到真實。」

隨著這段前言而來的臨床筆記，是第一回合結束前最後五次分析的逐字紀錄，而那一回的療程前後約歷時兩年。分析之所以劃上句點，是因為病患能夠在一家工程公司擔任戰務工作。歸結起來，病患的心思被兩個主題所佔據：一是恐懼分析結束並因此經歷分析的「完成」；二是與前者相混淆的另一個恐懼——懼怕「飽食一頓後的滿足本身所具有的強烈敵意，亦即，欲望的毀滅及主觀乳房的毀滅之後，對存留下來的客觀乳房的敵意」（溫尼考特於某次分析時對病患的詮釋）。在這五次的分析裡，對於滿足的劇烈恐懼無所不在，而這滿足來自於好的或者說相當理想的餵食。溫尼考特在這個脈絡下對病患做的一則詮釋很值得摘錄於此：

> 「滿足對你來說比把乳房抹煞還更嚴重。滿足意味著對乳房失去渴望，在這一剎那，你不知道自己是否還能喚起那種渴望；再者，只要乳房對你來說仍是主觀現象，就表示你不曉得那乳房會再度出現。除非你把某個具有乳房的人視為可以依賴的客觀現象，否則你就只能任由本能和滿足本能的能力所擺布。」

第一回合的分析持續了將近兩年，期間因放長假而中斷好幾次。這名被認為患有類精神分裂症（schizophrenic-type）的病患最後復原良好。

約莫八年之後，溫尼考特主動去函給這名病患的母親：

> 「收到我的來信，妳也許很詫異，但我很希望從妳這裡獲知B的近況。
>
> 我知道總地來說和以前的病患聯繫並不妥當，

我就是考量到這一點，所以才提筆寫信給妳而不是寫給B本人。話說回來，若能對個案的後續狀況做一些追蹤，分析會更有意思，也由於和B所進行的分析在我腦裡歷歷如繪，所以我一直很想向妳探聽他的情況。

希望妳和他皆安好。」

這位母親急切地回了信，溫尼考特請她和他當面聊。我摘錄了他與這位母親晤談的紀錄：

「X太太是應我之邀來和我會面的，話雖如此，她很高興能和我碰面並談談家中的事。有意思的是，我注意到她對B的家居生活的描述和以前有非常大的差異。過去幾年間，X太太本身接受長期分析，她形容自己目前是病得很重。

和我頭一次晤談時她曾提到，若要說誰的童年過得最幸福，那絕對非B莫屬。但她卻在接受分析時發現，她在母職上所表現的完美無缺其實是一種症狀。她純粹只是想要把事情做得盡善盡美，但這卻讓她在行事上缺乏彈性，也給自身帶來莫大的焦慮。這個突如其來的訊息十足印證了我之前對B的分析所下的結論。我們先前就意外發現到，當重新喚起他最早的喝奶經歷時，飽食之際他會感受到徹底的毀滅，因而他沒辦法享受任何的進食經驗。這

11

男孩的後續發展可說是相當令人滿意。我會說，在我看來，唯一令人不滿意的一點是，他是個共產黨員，不過，當然啦，加入這個黨不見得就是有病的徵兆。依我看，他不顧母親的反對加入共產黨透露出他想要抵禦母親的侵害，而他母親顯然對兒子的這個政治立場相當不以為然。

這病患的康復有一大特色，就是他絲毫不認為分析做到了什麼。我向來認為，他不覺得有什麼領悟也沒有任何感激之意這一點極其重要。完美的分析對他來說肯定和在襁褓時受到完善而無微不至的呵護一樣令他吃不消，會帶來毀滅。對他來說，唯一可行的方式是自然而然地因分析而轉變，我很懊悔自己有一回在街上巧遇時，上前攔下他詢問近況如何，雖說這樣做顯然無害。

從他目前是個醫學院學生來看，我幾乎可以預見他會再回來接受分析，而且到頭來他很可能有意成為一名分析師。他八成會是最後一個知道自己意向的人，請記住一點，他在成為分析師之前的受訓過程裡接受分析時，勢必會多少意識到自己曾受惠於分析。倘若他無意成為一名分析師，那麼他就壓根兒不需要知道這些了。

分析結束後他有很大的轉變，從原本一個內向、性傾向不明、極可能一經挑逗便轉趨同性戀的男子大逆轉，突然去從事工程方面的工作，很快地管理起其他男人來。當他覺得必要時，他有能力改行做別的工作，不過他始終很清楚工程不是他的興趣，那單純只是戰時將就著做的差事而已。他的病況實際上說來沒有好到足以從軍，而且再怎麼說，也沒有人會認為他對大不列顛的國族認同深刻到想為國捐驅的地步。戰爭結束後，他重新思考自己的定位，立志當醫生。他目前已成婚，孩子即將出世。關於他的處置，關鍵性的一個環節是他母親從她自身接受的分析裡好轉，所以她能要求他搬出她的住所。換句話說，他所接受的分析沒有深入到讓他在母親大有起色之際而他依然接受治療時擺脫她。但母子在同一時期裡各自接受分析的好處是很清楚的。他的妹妹生活過得相當順遂，已結婚成家，但姐姐患有精神分裂症，正接受分析，目前入院治療中。B重拾對音樂的濃厚興趣，覓得一位了解他而且能取代他母親、但又和他母親大為不同的妻子。易言之，看來他並沒找來另一個生病的母親，雖然就某個程度上來說，他的妻子和目前由一段長期分析中好轉的母親很相像。」

12

接下來的四年似乎沒發生什麼事，雖然從一些記述看來，溫尼考特在這期間和他母親斷斷續續保持聯繫。我們再次聽到這病患的消息，是他自願前往一家以治療精神官能症見長的醫院就診，並且住院治療。負責治療他的精神科醫師和溫尼考特取得聯繫，告知他這名病患在取得醫師資格後便精神崩潰，隨即入院治療。這病患本身並不願意回頭找溫尼考特做進一步的分析。大約在這個時期，溫尼考特以鉛筆潦草地記錄下這段文字：「我聽說這位病患住進某家醫院，也聯絡上他的主治醫師，我心裡有數，延續上一回合分析的時間到了。我與他母親聯繫，發現這病患沒辦法來見我，也無意見我。」從現存的信函看來，他母親也在這個時期左右打電話給溫尼考特並與他見面。會面之後的第三天，他母親寫了一封信給溫尼考特：「我剛才和B談過，並把你的住址和電話給了他。我很希望他去找你，並盡快開始進行分析。」這母親之所以給兒子溫尼考特的住址，是因為在第一次分析之後溫尼考特已搬遷至新址。一個禮拜之後，這病患開始接受分析，但依舊是那家醫院的住院病人。於是，第一回合分析結束大約十三年之後，第二回合的分析宣告開始。溫尼考特以鉛筆記錄的一份筆記，把這一回合分析的開頭描述得十分生動：

> 「分析再度開始時，若要說是他來見我，這說法很不準確。情況看起來倒像是某個冷眼旁觀的局外人來見我，跟我說些他事先斟酌過的話。我們偶爾會聊到那位病患，我漸漸發覺，我們倆像是兩個褓母聊著某個小男生（這個病患）一般，過了好一會兒，這位褓母才把這小男生——還是個小娃兒呢——帶來見我。但我只瞥見了那個孩子本人幾眼。」

13　起初，這病患一個禮拜來五回，約莫四個月後，他出院且接受了一份醫院的職務，所以只能一個禮拜來三回。這次的分析維持了剛剛好超過兩年的時間。

第二回合的分析有兩份筆記。第一份筆記是溫尼考特以回顧的方式記錄下進行中的分析，大體上涵蓋了前十六個月的分析。溫尼考特從這段分析的尾聲摘錄了五個插曲，在〈退縮與退行〉（'Withdrawal and Regression' 1954a）一文中描述出來。接著分析中斷了三個月，之後，溫尼考特逐字逐句地記錄最後六個月的分析內容，也就是本書所刊載的部分。

在結束我對溫尼考特處理這個病患的概述之前，還需提及一件事，就是第二回合的分析結束後約十四年左右，溫尼考特再度主動提筆寫信給這名病患。此信內容如下：

> 「收到我的來信，你也許很意外。你大概早就把我忘了。但是我很希望你能來信，談談你自己、你的工作、家庭狀況如何。我已經到了回顧與反省的年紀了。
>
> 在此獻上我誠摯的祝福。」

這名病患立即回了一封長信，細述自己及其家庭的近況，並告知溫尼考特他母親在長期病痛的折磨之下抑鬱而終。他的工作與生活皆順適。溫尼考特回信道：

> 「很高興收到你的回信。謝謝你不厭其煩地詳細說明你的近況。令堂抱病辭世，我感到很遺憾，她真是個好人。
>
> 你能善用生命，不把它花在永無止境的心理治

療上頭，讓我很感動。也許人生就是這樣。（搞不好將來哪天你還會收到我的信呢。）」

尼采於1886年在他所著的《快樂的學問》（*The Gay Science*）一書的第二版序言裡頭寫道：

「這本書只有一篇序言並不夠，而且到頭來還是不免有個疑問：從沒有過類似經驗的人，能否藉由序言領略這本書所談的經驗。」

當我接下為溫尼考特對這名病患的長期分析最後六個月逐字照錄的驚人手稿寫序這個任務時，我也深有同感。溫尼考特的臨床敘述之美妙，在於它的意向游移不定，一如它的心理動力之自由開放一般。即便溫尼考特在他簡短的前言裡表明，他是從憂鬱位態（Depressive Position）的概念架構來看待這段分析的，但他和病患之間真實的「微妙的交流」（參見本書第284頁），不受任何突兀的理論假設所束縛。可別誤以為溫尼考特天真，他是個天生心思細膩縝密的醫生，多年來他在自身所實踐的敏捷的智性活動，在在體現於他的臨床工作上。然而，他也在自身陶冶出一種雍容大度，讓病患的心理現實能在分析的時空裡發現自身的心境和性情。因此，閱讀他的記述的每位讀者，將循著他特有的敏銳所要求的細膩，以及其敏銳所帶來的偏頗，把它還原成一場對話。

14

我將從下列三點來討論它：

一、病患怎麼和自己產生關聯；

二、病患怎麼利用溫尼考特；

三、溫尼考特怎麼向病患呈現自己，以及怎麼一點一滴地治療病患。

溫尼考特記起臨床筆記來，可是永遠不嫌累。他的精力和時間打哪兒來還真是個謎。不過，他也不是對所有的病患都這麼卯足勁地做筆記。這名病患的某種**風格**，包括他怎麼呈現自己，以及他怎麼在診間安頓自己的，打從一開始便吸引了溫尼考特的注意。從溫尼考特在分析之初所寫下的第一份手稿，如上面所引述的，我們看到溫尼考特說「病患探觸到自己對內在世界裡的客體的情感時的那份輕鬆自在」讓他印象深刻，他也說到，這病患以口語表達這些想法時沒什麼困難，儘管這過程冗長且索然無味。當第二回合的分析開始時，溫尼考特寫道：「情況看起來倒像是某個冷眼旁觀的局外人來見我……我們偶爾會聊到那位病患。」病患這種古怪而盤算過的姿態，自始至終一直存在。有人會認為，對這病患來說，除了他的**想法**之外，其餘的皆不存在。他基本上秉持著一個態度：「我『拒絕』，所以我**存在**。」盤據在他腦裡喋喋不休永無止境的，就是這種**拒絕**和這些想法，而溫尼考特（1971）把這種拒絕和這些想法一概稱為**幻想**。就是這種精神作用把他主觀的自我和其他人隔絕開來，連他反思的自覺都被隔絕在外。對於外在世界，他只是被動反應。至於他的真我——倘若有人使用這個詞的話——他也只是採取護衛的態度。他從沒觸及真我，更別說活出真我，所以他才會抱怨自己缺乏隨興能力也沒有動力。他身上之所以築起這道難以消弭的隔離作用的原因，溫尼考特歸諸於他在襁褓期受到的「完美無缺的」餵哺經驗，這經驗奪走了病患因需求及欲望而來的所有動力。飢、渴的本能會催促人去尋找客體，但這卻是他難以承受的風險。於是他活在一個沒有客體的地牢（oubliette）裡，一個由他的精神作用和自我觀察所搭建出來的內在空間（le terrain interne），在這裡面，所有的經驗都由想法來呈現，沒有任何的經驗或人物被內化。這位病患自己曾說：「喋喋不休是沒有對象的談話。」（參見本書第236頁）。

打從一開始，溫尼考特就意識到，這病患說話及與人產生關聯的整體方式天生帶有治療的負向反應的性質。這病患給自己下了個診斷：「我從來都不是個活生生的人；我錯過了這機會。」（參見第162頁）、「總之，我的問題在於怎麼找到從沒發生過的爭執。」（參見第272頁）溫尼考特從未因為這治療的負向反應而怯步，但他也沒著手去治療，他順其自然地讓它運作下去，視之為病患**存在**的必要條件，因為這病患除了存在之外，幾乎別無作為。此外，溫尼考特一了解到這病患退縮但友善的精神運作並非有意與他——分析師——作對時，他馬上面臨到一種**弔詭**的情況：這病患在全盤接納臨床情境與空間的同時，卻又拒絕與人發生關聯，也不願隨著自發性的衝動起舞。我特意用弔詭這個詞，以愛恨交織這個衝突性的觀點來看，恐怕是錯誤的過度簡化。溫尼考特就是和這名病患維繫了這種弔詭的關係長達十三年的時間（別忘了，對他來說，這個分析延續了十三年之久，之後他也始終對這病患念念不忘），所以溫尼考特能夠看到這位病患怎麼跟他自身發生關聯，以及這種關聯的特性為何。那特性就是令人沉悶，而非沉悶！沉悶是靜態、呆滯的精神狀態；令人沉悶是一種活躍的存在姿態，是由永不休止的精神作用所維持的。因此，我們發現病患身上有種怪異而老練的疲勞，讓病患一遇到威脅或可能和溫尼考特有真實接觸時，立即轉換意識的層次，恍惚入睡。

這種「在長椅上打盹兒」給這病患機會體驗最真實的自己，

在長椅上打盹兒是個祕密基地，連他的夢也不露半點口風。溫尼考特有種巨大的能耐，能包容未知。他靜觀其變。病患曾苦惱地說道：「醒過來就好……我很想醒來，也就是說，起身，走開。」（參見第277頁）但他永遠做不到。他只能待在他的精神作用築起的地牢裡，所以他沒有目標；沒有路可走，也就不會有目標。當病患提起「目標這個模糊的問題」時（參見第279頁），溫尼考特隨即提醒他，他連來找溫尼考特進行第二回合的分析都辦不到，溫尼考特說：「這多少要說是我去把你找來的。」（參見第279頁）這病患充其量只能達到環繞在真我外圍的地步，但不敢冒險活出真我來。所以他終其一生用呵護自我、治療自我的技法使自己沉悶。

溫尼考特決定用憂鬱位態的概念架構來看待這些內容時，他可是有充分的理由。憂鬱位態意味著一種內在精神狀態的存在，具有特定的情感能力及其他的自我功能。溫尼考特於〈退縮與退行〉（1954a）一文中寫下他分析這位病患的首筆記述之後，很快便又發表另一篇名為〈正常情緒發展下的憂鬱位態〉（'The Depressive Position in Normal Emotional Development' 1954b）的文章，也許不是偶然。在溫尼考特眼裡，憂鬱位態標示著情緒發展的成就。溫尼考特的論述中關鍵性的一段文字如下： 16

> 「孩子（或成人）有能力與人互動，這一點是健康幼兒的特色，而且就他們身上無限多形貌的人類三角關係進行一般性的分析是行得通的話，這樣的孩子（或成人）便是**通過而且超越了**憂鬱位態。反過來說，若孩子（或成人）所關切的大抵上仍是人

格整合的內在問題以及怎麼開始和周遭建立關係，那麼他們就還沒達到個人發展的憂鬱位態。

從環境的角度來看，幼兒生活在家庭環境裡，透過人際互動來演練本能的活動；嬰兒是被母親抱在懷裡，而母親能順應他的自我需求。介於這兩者之間的是達到憂鬱位態的嬰幼兒，他們被母親抱著，而且不止如此，他們是在某個階段的生活裡一直被抱著。請注意，**時間因素**加了進來，而且母親**扶持了一種情境**，讓嬰兒有機會在其中把本能的運作所造成的後果加以修通（work through），一如我們會看到的，這個修通的過程可與消化歷程相比，其複雜的程度絕不下於它。

母親扶持了一種情境，而且在嬰兒生命的關鍵期一而再地這麼做。這在幼兒身上造成一個結果，就是他可以對某個對象施加某些作為。母親的技法使孩子身上同時並存的愛與恨得以被釐清、產生關聯，並漸漸以一種健康的方式由內受到控制。」

要了解這病患是怎麼利用溫尼考特的，可從溫尼考特的「母親**扶持了一種情境**」以及「母親的技法」這兩個用詞裡一窺究竟。若仔細檢視這病患的移情關係，會發現有個特色相當醒目：他勤於觀察溫尼考特分析的技法，並馬上把他觀察到的技法轉為他的語言。他自始至終拒絕、否定溫尼考特這個客觀性客體，以便把溫尼考特的分析技法和溫尼考特本人劃分開來，並把那分析技法據為己有。他留給溫尼考特的唯一任務，是讓溫尼考特扶持治療的情境與空間。此外，語言幫這位病患豎立起他需要的屏障，把溫尼考特遠遠地排拒在外。每當分析的療程把他推向親密，他便睡著。他在口頭上「要求」身體擁抱，但這不過是他心靈耍的另一項花招，搶先一步劫走了迫切的需求和／或渴望以便轉手交給語言，而在語言的範圍內，那些需求和／或渴望停留在麻木呆滯的狀態裡。為了讓這病患安心，溫尼考特提出如是見解：「我會說，適時而正確的詮釋也算是身體擁抱的一種。」（參見第264頁）。溫尼考特始終知道這病患內在的保護殼有多麼脆弱。只要有那麼一絲絲由溫柔或關懷等肢體上的親密而挑起的興奮意外湧入，就會輕易地讓這人心靈慣用的拿手絕活全亂了譜。所以溫尼考特謹守在病患刻意斟酌過的語言範圍裡，視之為該病患獨有的運用他的方式。因此，病患從沒發展出玩的能耐，他只能在腦子裡緬懷玩耍。溫尼考特深刻地察覺到病患心靈上受到這些壓縮，他跟這病患說，他的內在「塞滿了亂糟糟的修復能力」（參見第57頁），而這對病患來說是種不祥的威脅，因為「滿足毀滅了他所渴望的客體」（參見第59頁）。在這些限制之下，病患只能以一種特異而疏遠的方式**使用**溫尼考特。最基本的一個用法，就是從溫尼考特身上找到個人私密的空間，讓他抒發想法以及他對自身經歷的**觀察**，並暫時允許這兩者有些互動。不過，就算在這個空間裡，**睡覺**仍是他的避難所，也是他僅有的依賴經驗。溫尼考特曾在他某次**睡覺**醒後詮釋道：「你睡著時，會想要有個能處理一切的人抱著你。」（參見第268頁）這病患一而再反覆利用的，是溫尼考特言語上的有所保留。這病患明白，溫尼考特對他的了解遠甚於溫尼考特對他做的詮釋，這是他們倆之間的祕密。

17

而他們倆的另一個祕密是，溫尼考特一面分析一面做筆記。

接著我要來談談最後一個問題：溫尼考特怎麼向病人呈現自己，並一點一滴地治療他。在〈偏差行為是希望的徵兆〉（'Delinquency as a Sign of Hope' 1973）一文中，談及一名從某店家偷了隻簽字筆的孩子的反社會傾向時，溫尼考特說道：

「……找尋的不是客體，無論如何，**孩子想找的是發現的能力**（the capacity to find），**而不是某個客體**。」（黑體字為作者強調。）

我相信，打從一開始，溫尼考特就察覺到這名病患想從自己身上**找到一種能力**，而不是尋找和客體的關係。基於這個體悟，溫尼考特在他和這病患的關係裡定下了特殊的基調。和病患一樣，他也多少在分析中當起了**局外人**，在他身上他是藉著做筆記冷眼旁觀。在另一篇文章〈母一子的相互性〉（'The Mother-Infant Experience of Mutuality' 1970）裡，談及**相互性**時，溫尼考特寫道：「這種相互性來自於母親順應嬰兒之需求的能耐」，而且，他是從臨床過程的觀點來詳加描述，內容如下：

「謹守死板的分析倫理、不容許自己和病患親密接觸的分析師，錯失了大量此處所描述的親密接觸。比方說，他們永遠不知道，當分析師不小心打了個盹兒，甚或是一時恍神（偶爾免不了的），心思飄到他／她自身的幻想裡頭，可是會引起病患輕微的一陣疼痛。這種痛和母親沒把嬰兒抱好而使之摔落的痛是一樣的。分析師的心靈沒把病人抱好，讓他摔了下去。」

我相信，溫尼考特做筆記的另一個功用，是當病患停頓很長一段時間，或遁入睡眠，或甚而用精心篇纂的密集詞句施以言語轟炸藉此拒斥親密時，讓他保持清醒和警覺。這份書面的文字敘述透露出病患與分析師的口語交談有幾分虛假的氣勢。這病患在加工製造其言談時所斟酌盤算過的用語，讓人沉悶到極點，而病患自己也察覺到這種沉悶。有時候溫尼考特會相當下意識地借用他和孩子晤談時大量的塗鴉經驗，在紙的空白處胡亂塗寫，那些潦草的字跡，乍看之下好比鬼畫符。他在紙上各個方向到處塗鴉，有時還上下顛倒，這麼一來，他在保有身體上的警醒和活力之餘，他的心靈絕不會讓病患「摔下去」。這類病患會激起分析師身上一種怪異的反移情憎恨，迫使分析師貿然強加一些詮釋，以便緩和這種精神緊張；或者迫使分析師陷入沉默，而分析師不吭一聲遠比病患的言談更死氣沉沉。

溫尼考特也從記筆記當中打造出一個祕密空間，這和病患在長椅上打盹兒所開闢的祕密空間不謀而合。如此一來，雙方對彼此都感到安全，也讓對方得以存活。兩人對彼此的祕密心照不宣，並且與之共生。

所有讀過這份臨床筆記的醫師固然會得到很多啟發，不過，也許這當中最重要的一課是，治療絕不能超出病患用之以維繫治療、並從治療之中活下來的需求及精神資源之外。

瑪殊・汗（M. Masud R. Khan）

分析的片斷

19 這則分析的片斷是為了說明分析過程中常見的憂鬱位態。

病患是位三十歲的男性，結了婚，育有二女。他在二次大戰期間接受過我的分析，正當病況大為好轉、足以謀職就業之際，迫於戰時情勢分析不得不告一段落。在這第一回合的分析裡，他處於憂鬱狀態，有濃厚的同性戀傾向，但沒有顯現出來。此外，他也顯得心神恍惚、沒有現實感，儘管後來病情大有起色，能夠勝任戰務工作，但對自己的病況沒有什麼洞察。腦筋聰明的他會玩弄一些概念，也可以做一些哲學性的思考，談論嚴肅的話題時，大體上被認為是個有趣而有見地的人。

他有能力從事父親的職業，但卻志不在此，沒多久便考上了醫學院，說不定（在潛意識裡）他想藉由從醫，保有我在他心目中取代了他生父的父親形象，而他父親已過世。

他已結婚成家，藉此讓一名女子有機會去幫助他由依賴當中獲得治療。他（在潛意識裡）希望婚姻生活可以成為自己由依賴當中得到治療的後盾，不過（就像一般常見的情形那樣）當他反過來要求妻子特別容忍他時，卻對妻子很失望。幸好他妻子拒絕扮演治療師的角色，而且多少也因為他本身體認到這個事實的緣故，將病情推到了另一階段。他在工作（在某家醫院擔任醫生）時崩潰，並因為失去現實感、喪失應付工作與生活的一般能力，而自願入院治療。

發病當時他並未意識到他一直在尋找以前的分析師，甚至連開口說要接受分析都辦不到，儘管事後看來，這正是他一直在做的，而且認為唯有這件事才重要。

新一回合的分析開始後的一個月左右，他重拾醫院的工作。

屆時，他已是個分裂型（schizoid）的病患。他的姊姊患有精神分裂症，接受過精神分析（相當成功）。前來接受分析時，他說自己無法自由自在地說話，也沒法和人寒喧，沒有想像力，也沒有隨性遊戲（play）的能耐，沒辦法做隨興的表達（spontaneous gesture），也興奮不起來。 20

一開始的情況可以說他是為說話而來接受分析。他措辭謹慎，字斟句酌。然而，我慢慢發覺到，他其實是聽著內心不時進行的獨白，然後把自以為我會感興趣的部分一一複述出來。漸漸地整個情況可以形容為，他是拎著自己來接受分析，並談著被他拎來的自己，就像一位父親或母親帶著孩子來見我並跟我聊孩子的情況一樣。在這早期階段裡（長達六個月左右），我根本沒機會直接和那孩子（他本人）說上話。[20-1]

上述這階段的分析記載於另一篇文章。[20-2]

然而，峰迴路轉，分析在性質上起了變化，於是我可以直接和那孩子，也就是這名病患，面對面接觸了。

這階段的結束相當明確，當時這病患自己也說，**眼下是他本人**前來治療，而且頭一回**感到有希望**。他比以前更意識到自己興奮不起來，而且缺乏隨興的能力。他幾乎不怪他太太覺得他是個無趣的人，毫無活力可言，除非加入別人起頭的嚴肅話題時才顯

20-1 請參閱〈移情在臨床上的變化〉（'Clinical Varieties of Transference', Winnicott 1955）及〈由真我、假我的觀點看自我扭曲〉（'Ego Distortion in Terms of True and False Self', Winnicott 1960）。

20-2 參閱〈退縮與退行〉（Winnicott 1954a），重新收錄於本書附錄。

得有生氣。他實質的性能力並無障礙，但卻無法行房，而且大致說來，性事不會讓他感到興奮。他原本有一個小孩，接受第二回合分析期間又生下第二個孩子。

在新階段裡，分析的內容逐漸轉向典型的精神官能性移情。他曾在短時期內明顯趨於興奮，但他只在口頭上表達興奮，情緒上並未體驗到興奮，然而這興奮為以下的個案筆記裡詳述的工作揭開了序幕。這份個案筆記說明了病患從感受不到在移情當中出現的興奮，到能夠體驗興奮之間的經過。

新階段的頭一個徵兆，是他說他感受到自己對女兒的愛，這感受前所未有。他是在看完一部讓他掉淚的電影後回家的路上感覺到的。那個禮拜他流了兩次淚，這在他來說是個好兆頭，因為他一向哭不出來也笑不出來，如同他無法去愛一樣。

礙於現實，這病患一個禮拜只能前來三次。我欣然接受這種情況，因為分析的進行顯然有其節奏，這節奏甚而相當輕快呢。

一月二十七日，星期四

21

病　患　他說除了常咳嗽之外，沒什麼事可說。大概是一般的感冒罷了，然而他的確想過自己搞不好得了肺結核，而且心裡也盤算過，若果真非就醫不可的話，可以怎麼利用這檔事。他打算跟太太說：「事到如今……」

分析師　在各種可能的詮釋當中，我選擇這樣說：我說他忽略了身體不適會怎麼影響到分析。我是從就醫治療會使得分析中斷這想法來考量的。我說我一點也不認為，肺結核這個相當粗淺的推論是最令他感到焦慮的地方。同時我也觀照到現實的一面，並說這疑問留待他自己去釐清。他很清楚自己其實希望我拿這事來分析，不希望我真的著手做診斷。

病　患　聽了我的詮釋後他說，事實上他想到的不是肺結核，而是肺癌。

分析師　這會兒，我有了更強有力的內容可以運用，於是我詮釋說，他等於是跟我提及了自殺，這好比是我所謂的比例上佔了百分之五的自殺想望。我說：「我想你這輩子還沒真的有過自殺衝動，對吧？」

病　患　他說我只說對了一半。他以前曾拿自殺威脅過太太，但他不是真的要自殺，不過這不重要。然而從另一方面來說，他有時候覺得自殺是個性使然。他說無論如何，事實是他姊姊自殺過兩次，但那兩次她都無意求死，所以都沒成功。不過，縱使不是一心求死，倒也讓他真正見識到自殺。

這時他聯想到了要往前邁步所必須跨越的那道障礙。

分析師　我提醒他（他忘了），他曾經覺得有人從中阻撓，不讓他跨越那障礙。

病　患　他說，那障礙感覺上像是一堵牆，他必須把牆打掉，要不就是撞得頭破血流。他有個感覺，覺得自己會活生生地被抬著越過那片斷垣殘壁。

分析師　我說，這會兒我們有了證據證明，從中阻撓不讓他康復的是自殺這件事，而且我必須明白這一點，因為我必須知道他不會死。

病　患　他想到以各種形式重新開啟新生活。停頓。他提起遲到，近來特別明顯，他說這是因為目前情況不同了。他其實可以把所有的工作排開，閒晃個十五分鐘，以便從容地準時抵達。不過，工作在他眼裡變得愈來愈重要，如今他會先把事情做完才出門，運氣好的話，也許可以準時到達。他的說法是，就某方面來說，分析目前不如他的工作來得重要。

22

分析師　我這時做了個詮釋，把以前的內容彙整起來並指出，我比他更容易看出他的轉變：起初他只能觀照自己，後來他能投入分析情境，現在他能夠在工作的狀態下投入分析。我是由罪疚的觀點來看，而包括自殺在內的這整個階段背後的癥結，就是罪疚。我提醒他，分析的目標是朝向包括進食在內的本能興奮，但目前由無情的摧毀引發的罪疚依然太過強烈，除非建設性的衝動與能力顯露出來，罪疚才會減輕。[22-1]

停頓。

病　患　這些詮釋的效果在他的下一段話裡顯現，當時他用極為輕鬆的口吻說：「我現在可以拿身體不適來消遣了，我大概是得了娃兒才會得的痲疹。」

分析師　我指出，自從我將他對身體不適的幻想裡頭暗藏的自殺意念移除之後，他有了轉變。

病　患　接著他說，他頭一回覺得，若有機會他也要搞外遇，來和他太太的不忠打平。

22-1　比較〈關切能力的發展〉('The Development of the Capacity for Concern', Winnicott 1963)。

分析師　我指出，這表示他對太太的依賴逐漸減少，而他的依賴則點點滴滴匯集到分析上頭來。

一月二十七日之後的那個禮拜

我把接下來的三次分析濃縮成一份紀錄。

病　患　他說其實在上次分析之前，他已經和女友上過床，那是在一場派對之後發生的。他說起這件事時，所有的情感都被壓抑下來。他說分析之外的任何時間，他們隨時可以上床，但他感覺不到愛（性能力不受影響）。

這次的分析從頭到尾單調乏味，病患在潛意識裡故意讓分析師覺得沒什麼大不了的事發生。

病　患　接著他說，他以為結果會很棒。他以為他不說我也會察覺到他有過摻雜興奮的經歷。 23

這訊息起初是迂迴地透露出來的。

分析師　我向他指出，他談起整件事時把他的情感壓抑得那麼深，我是沒辦法把他所說的內容加以運用的。但現在我能詮釋這件事在移情上的意義，一開頭我說，那女孩代表他自己，所以在外遇這件事上，他是與我這個男性燕好的女性。

病　患　他對這個詮釋半信半疑，但覺得這個詮釋相當不自然而頗感失望。

分析師　隔天，他的心情低落，我重新做出詮釋，說我上回的詮釋顯然是錯的。我說那女孩代表分析師（在精神官能性的移情作用〔transference neurosis〕之下）。

病　患　隨後，他立即釋放出情感。這詮釋隨即引出無關情欲、但與依賴有關的話題。

分析至此揮別了持續一整個禮拜的僵局，病患與我發展出強韌的關係，這令他十分驚駭。

病　患　他有個疑問：「你受得了嗎？」在他認為有權依賴的眾多對象當中，他特地挑父親來談。在某個歲數之前，他父親尚能忍受他的依賴，但之後卻老是把他推給他母親去應付。他母親很沒輒，早令他失望（也就是在病患年幼時）。

分析師　我做了另一個詮釋，提醒他整個孩提時期徘徊在他男性自我之外的女性化的一面，而在他精神官能性的移情作用下，我在他心目中的新地位等同於他那影子般的女性自我。但後來我必須收回這個詮釋，因為從效果上看來它是錯的。撤回這個詮釋之後，我看到了正確的詮釋為何。我說，眼下起碼他的大拇指又有了意義。十一歲之前他吸吮大拇指成癖，如今看來，他後來之所以戒除吸吮大拇指，很可能是因為他的大拇指失去了所代表的對象。[23-1]

這個關於大拇指的詮釋顯然是對的，而且這詮釋順帶讓他這個極為刻板的手部活動起了變化。他在這第二回合的分析裡破天荒地頭一遭豎起左手大拇指放入嘴裡，而

23-1　參閱〈過渡性客體及過渡性現象〉（'Transitional Objects and Transitional Phenomena', Winnicott 1951）。

且對自己的這個舉動渾然不覺。

二月八日，星期二

24

門鈴壞了，他在門前台階上等了三分鐘。

病　患　他說，每次開頭總是很公式化，並拿這情況和問診相比。而在問診時，病患總認定你知道的比你問的還多。

分析師　「我會記住等候會讓你不高興。」（讓這病患等候的情況少之又少。）

病　患　他繼續他的論調說，假定醫生知道的和病患認為他應該要知道的一樣多的話，醫生問診時會因為不知該鉅細靡遺地問，抑或是單純讓病患滿足就好，而感到為難。話談到一半，他忽然退縮了。[24-1]從短暫的退縮裡回過神之後，他把退縮那當下的幻想描述出來：有位醫師在進行手術途中忽然離開，把他氣得火冒三丈。與其說是那醫生對病人發脾氣，不如說是病人倒楣，開刀開一半，醫生便罷工去了。

分析師　我說他這個幻想是衝著我接納他的依賴之後緊接著的週末假期而來的。我提起門鈴壞了一事，但這事相形之下已無關緊要。一連幾天的放假反倒直接應驗了他上回分析末了所說的那番話——我可能受不了他對我的極度依賴，譬如，受不了與他生活在一起。

這個詮釋的效果非常顯著，分析突然充滿生氣，直到那

24-1　參閱本書附錄之〈退縮與退行〉一文。

個鐘頭結束都朝氣蓬勃。

病　患　病患談到自己的消極，說這消極怎麼讓他煩悶、心情低落。消極讓他孤立無援。當他覺得昏昏欲睡時，他會很氣自己。他覺得這消極是一種質疑，因為有時候講話根本是白費力氣，他是真的腸枯思竭無話可說。會睡著代表他缺乏情緒，感覺一片空白。接著他說起他太太和他在態度上的差別。他太太相當感性，很受不了他用理性的態度面對一切事物，一點感情也沒有。他開始談起愛為何物，但不是指性那一面。

隨後，他談到瓊斯刊在《觀察家報》上的文章，[24-2]特別提到文中那個咬下鈕釦的孩子，以及瓊斯如何由食人俗（cannibalism）的觀點來看待這孩子的舉動。

我沒做詮釋，心想他明天來的時候，這主題會再度浮現。

25

二月九日，星期三

病患現身時頗為興奮。

病　患　「我覺得好多了。」（興高采烈。）他說自己能和大家一起開懷大笑。在這整件事當中很不一樣的是，他是很自然地笑了出來。

分析師　我發現他記不得上回的情形，於是我把上回的分析做個

24-2 〈良知的曙光〉（'The Dawn of Conscience'），刊載於1955年二月六日《觀察家報》（*The Observer*）。

總結。但我卻一時想不起來他退縮時幻想的內容為何，並坦白告訴他。若我能提醒他上一回的內容，對他來說總是好的。

病　患　他說，覺得自己好多了之後，有種解放的感覺，這解放感讓他變得獨立，不再依賴太太。他現在有籌碼跟她談判了，雖然他對她毫無怨懟。他再也不必跟以前一樣乞求她同情，那樣做根本沒用，只讓他絕望到底。

分析師　我說，那解放感似乎強化了他的人格整體，讓他更能表現出食人俗的殘忍及本能。

病　患　他說，為了讓工作進行得更順利，他和一位外科醫師有過一番討論，那人很和善，彼此相談甚歡。

分析師　這時我想起了他退縮時的幻想，並提醒他那個幻想。

病　患　他接著剛才的話說道，那位外科醫生反對對一名需要特殊治療的病人動手術，這外科醫生了解病人的狀況，但有點兒低估醫療器械的功用。

停頓。

分析師　我詮釋說，他身上的興奮出現了，但因為興奮會挑起和它本身有關的焦慮，所以被嚴密壓制著。

病　患　他說到其他一些次要的事。「我現在禁得起興奮了。一年前類似的事情也發生過，但在當時，興奮讓我吃不消，所以那些事便棄我而去。我只能在智性上去理解興奮，沒有了憂鬱我可能會受不了。事實上，我一直搞不明白，怎麼有人可以那麼興奮，而且有能力獨當一面是什麼感覺，我毫無概念。因為這裡的治療讓我持續有進步，我現在可以放得開了。」停頓。「我不想再繼續談興奮了。」

分析師　「興奮的重點是你要變得興奮。」

病　患　「變得興奮會帶來一個危險，就是你看起來會很蠢，如果你喋喋不休，人家會笑你。」（喋喋不休這詞在這分析裡專指他幼年早期的狀態。據說他很小的時候，整個人變得悶悶不樂和退縮之前，總會咿咿呀呀地喋喋不休。）「最後只留下你抱著寶寶（意指興奮）在那裡。」

停頓。

分析師　我做了個詮釋，把喋喋不休和母親抱扶寶寶兩者的關係做了一番闡述。[26-1]

病　患　「大家瞧不起大人喋喋不休，所以我一向很嚴肅。我現在覺得，走出分析的情境，我可以自然地喋喋不休。但在分析的情境下，即便在目前，或者是對某件事感到興奮時，我只能一本正經。興奮本身有一點很特別，它涉及一個危險，就是你一變得興奮，你便失去了興奮，這興奮不是慢慢消退，就是漸漸被侵蝕損毀。」

分析師　「如果你表現出興奮，興奮會愈來愈膨脹。」（我也許詮釋到閹割焦慮上頭來，但只點到為止。）

病　患　「沒錯。你先是輕鬆了起來，但隨後你變得沉重，如果你渴望興奮，而且認為它和某件事有關的話。絕妙的自由非常重要，但這只在沒有愛的關係裡才會出現。我昨夜一直想著這件事，我和那女孩的關係就是絕妙的自由。我和我太太之間就絕不可能像這樣。」

26-1　欲了解「扶持」（holding）的概念，請參閱〈親子關係的理論〉（'The Theory of the Parent-Infant Relationship', Winnicott 1960a）。

分析師　我向他指出，他的話裡也暗示了自慰這件事，於是他談起這個話題，而他原先也正好要開口談這件事。

病　患　「自慰的好處是沒有風險，不會牽扯出人際上的糾葛。」讓他大為訝異的是，他沒料到自己結了婚之後依然樂此不疲，縱使這會危及行房的能力。

這時門鈴發出雜音，有人來修理門鈴，造成了干擾，這病患很訝異自己竟然感到介意。

「情況通常是反過來的。如果有什麼干擾，往往會是你過度擔心，而我從不覺得這有什麼大不了。不過，正當我們談到這麼私密的事情上頭，我第一次了解到，你說過的分析情境以及它的重要性如何的那番話，講得真對。」

分析師　我以依賴的角度來說明他這個體悟。

二月十日，星期四

病　患　他繼續提到自身的興奮，儘管和上回的興高采烈比起來，程度上減弱許多。

分析師　「看來，你這輩子泰半的時間心情總是低於一般水平的興奮，如今即便你只是達到一般水平的興奮程度罷了，你卻明顯意識到了。」

病　患　「沒錯，我發現，我不用那麼費力就可以變得輕鬆愉快了。我以前只能偶爾辦得到，但那總是裝模作樣。今天有件事讓我體悟到，無論如何還是小心為妙，我的工作和家庭仍有問題未解。我對自己的好轉感到擔心和愧

27

疚，當然祕密戀情也讓我擔心和愧疚。興奮過頭很危險，也就是說，那會賠上我的未來。把有待解決的事撇開不管，我也承擔不起。但這之中還是有個差別。我對未來有了期待。我以前似乎總是陷在眼前的困境裡找不到解決辦法，也展望不到未來，從不敢奢望能過一份正常平凡的生活。我的憂鬱是為了尋求依賴。我會說我是從依賴當中，也就是從憂鬱當中，要求與生俱來的權利。」

分析師　「你會對未來和目前感到絕望，原來是對某個不確知的過往感到絕望的緣故。你想找的是愛的能力，雖然我們對從前的點點滴滴毫無所悉，但我們可以說，你早年生活裡的某些缺失，讓你對自己的愛的能力起了懷疑。」

病　患　他同意我說的這些之後，說道：「這項任務還有待完成。」

分析師　我做了個相當廣泛的詮釋，把他察覺到自己對女兒的愛這件事涵蓋進來，並且提醒他，他是在電影院掉淚之後察覺到這份愛。

病　患　「我理智上向來認為，歡樂和痛苦是分不開的。同樣地，愛也和悲傷分不開。我曾經在青年俱樂部裡聽一場關於性的演講時跟演講者提到這個想法。我說愛和悲傷之間有一種關聯，結果遭到猛烈的抨擊，還被說有虐待狂。」

分析師　我說，即便如此他仍舊知道自己是對的，而那演講者是錯的。

病　患　「也許她自己（演講者）也知道，但她不便當場同意我這觀點。」

分析師　「我不需回答這個問題，因為答案會在分析的過程中浮現出來。」

病　患　「我沒有虐待狂，這種說法很不正確。」

分析師　這時，我用瓊斯（Ernest Jones）刊在《觀察家報》的文章裡的食人俗這個觀點做出更全面的詮釋。[27-1]

病　患　他補充我的話說，他一向察覺到做愛時咬噬這動作很重要。

分析師　在這全面的詮釋裡，我說到他幼時在咬噬活動上有某種缺憾，所以他需要我在分析裡頭補足他這方面的缺憾，也提到逐步扶持某個情境，以便依賴狀態能夠通過本能作用或本能意念的試煉。我恰巧想到一個例子，我說，醫院裡的嬰兒一天當中會受到三名護士輪番照顧，這麼一來，嬰兒在修復（reparation）這方面會遇上困難。[28-2]

28

病　患　我的詮釋他一聽就懂，並說：「就我目前的情況來說，我的生活分為醫院、家庭、分析以及婚外情這四個面向，所以我有四位護士照顧。一切就看我能不能在分析時描述其他面向的生活。」他接著說：「不過，討厭的是，整個生活情境的分裂給了我很多題材，這四個面向當中的任一面，我都有很多事可說，但如果我把一切說盡，再也無話可說之後，往往感到虛脫。」

分析師　我首先談到他需要感覺到他對這分析有所貢獻，如果他找不到話說，他往往會感到自己很笨拙和不足。我說：「我們也談到了人交談的本意之一，是想藉由在某個情境

27-1　參閱原文第24頁（中文版第50頁）。

28-2　參閱〈關切能力之發展〉（Winnicott 1963）。

裡談論另一個情境的過程，把各自分散的經驗統整起來，這是人在健康的狀態下都會有的共通的基本模式。」他以前所知道的，全都是他想找出的這個基本模式的各種範例。如今，他在分析裡找到了這個模式，而且因為能辨識出這模式而受惠。

停頓。

病　患　「談得太深入很危險，會把自己搞糊塗。」

分析師　起先我以為他的意思是我的詮釋太複雜了，但後來發現原來他指的是，他在分析裡頭提起的數不清的零碎瑣事會把他搞糊塗。我赫然想起，他小時候常咿咿呀呀地喋喋不休，直到早年某個歲數以後才變成如果不一本正經就沒辦法開口講話的情況。

病　患　於是他告訴我，他很怕零零碎碎一團混亂，也就是他所謂的分崩離析的狀態。他挑每星期四與X醫師一起巡視病房這件事來談，特別是因為這巡房通常會耽誤到每禮拜四傍晚的晤談時段。我之前從沒聽他說過每週四有巡房。他說和X醫師一起巡房非同小可，總有一連串的挑戰等著他，X醫生有很多意見，要求也很多。而今他和以前不同了，巡房時他的看法多到數不清，而且他會勇於在上司面前表達自己的見解，兩人共事得很愉快。他們曾討論到一件相當棘手的手術，他寫了一份診療報告，之後收到病人的感謝函，感謝他極為詳實完整的紀錄，令他十分開心。這封讚美信來得正是時候，恰好在他渴望被稱讚時出現，說來搞不好還是他多年來頭一次被稱讚，他當然樂於接受。只不過每件事都太過頭了。

29

每當事情太瑣碎繁雜，他就會擔心，所以他學會了一招，把問題一概而論，化繁為簡。

分析師　和內容條理分明相反的狀況，就是在數不清的片斷裡昏頭轉向。看來，病患正在描述他能夠忍受瓦解碎裂或未整合狀態的能耐與日俱增。

病　患　他說，這些意念就像孩子太多令你應付不暇一般。

分析師　我身為分析師的職責就是幫忙應付這些孩子，理出個頭緒來看怎麼安頓、管理他們。我說，他的內在塞滿了亂糟糟的修復能力，除非他發現自己身上有虐待狂（sadism）的跡象，而虐待狂的跡象代表修復能力開始啟動。他只在口頭上提及因我而起的興奮，但這興奮並未顯現出來。

病　患　他隨後說道，分析的情境對處在興奮之中的病患來說是很辛苦的。分析師受到良好的保護，有特殊的保全措施護衛，不會受到侵擾。這種情況在醫療院所裡格外明顯。在醫院裡，病人不直接和醫生預約看診，也只有在看診時才會和醫生打照面。醫生們也接受分析，只有實質的身體暴力，才可能傷得了他們。有一回，幾個人試圖闖關，蓄意騷擾幾位醫生，最後受到嚴厲的譴責。分析師絕不會有那樣的舉動，或者說，他們何必如此？「我想到兩種狀況，」他這時補充說，「一種狀況是，分析師不免也會因言語上的攻擊而感到受傷，這讓我很生氣；另一種是，分析師受到完善的保護而刀槍不入，這也同樣讓我火大。只有放分析師鴿子才可能把他們惹惱，但這樣做很傻。」

分析師　我說，他漏談了放鴿子的事（我應該拿此開玩笑過，但我忘了）。這就像是他告訴了我他在夢中放我鴿子，然後我們現在得以仔細瞧瞧這個夢的意義為何。我們可以看得出來，他剛剛的意念透露出病態的虐待狂，而這病態的虐待狂讓我們不禁聯想到食人俗。

我額外做了個詮釋說，在整合他生活的各個面向當中，其中的一個面向就是那位外科醫生對他的讚許。在上次的分析裡，他把我比擬為那位外科醫生，並且，對他來說重要的是，我必須瞧得出我借這外科醫生的嘴巴稱讚了他。

30　病　患　他對此的反應是，他認為我應該隨著他興奮而興奮。我怎能不以他的成就為榮？

分析師　我答道，我的確很興奮，不過我也許沒有他那麼興奮，因為當他感到絕望的時候，我也沒有他那麼絕望。我的立場是要綜觀全局。

病　患　他繼續他的論調，說分析師要有隨著病患進步而跟著興奮的能力，而我回答說：

分析師　「你不妨相信我，我之所以從事這份工作，是因為我認為這是當醫生最令人興奮的地方，而且在我眼裡，病患有起色當然比病情惡化來得好。」

二月十四日，星期一

病　患　他說興奮的階段已經過去，新鮮感消失了。這牽涉到三個因素，其中一個是他累了；另一個是，興奮解決不了他所有的問題。（我察覺到興高采烈的情緒已到了尾聲。）當他興奮時，他以為他和太太之間的困境等等的問題都會自行化解，但他現在發覺，這些問題還是和從前一樣。

分析師　我提起上回分析末了時他希望我也跟著他一起興奮。我說，我們一起面對了興高采烈，而且，對他來說重要的是，儘管我跟他一同感到興奮，但我沒跟著他興高采烈。

病　患　他說，他身上的改變已經達到了某個程度，比方說，他注意到自己不怎麼需要裝模作樣了——活著本身不再那麼沉重，也不用那麼刻意了。與人交談這件事，雖然還是很困難，但目前不是什麼大問題。而且他常常覺得，說起話來和別人不一樣似乎無關緊要了。**停頓**。他說興奮的結束倒讓他焦慮起來，因為在興奮期間分析時有很多話說，現在他又覺得無話可說了。

分析師　「你其實是想讓我知道，你找不到任何話說了。」

病　患　「興奮的結束讓我現出原形，它揭露出我說的一切毫無價值。我覺得自己像是曝了光一樣。」**停頓**。他斬釘截鐵地說不想說話了。

分析師　這時，我做了個全面的詮釋，連帶提起先前我把目前這一回合的分析和在戰時結束、他沒有什麼洞察的第一回合分析兜在一起的那則詮釋。我說，滿足毀滅了他所渴望的客體。他在上個禮拜得到了些許滿足，而今，我身為那個客體已經被毀滅。

31

病　患　「你這番話我得想一想，因為我擔心女友引不起我的興趣了。」

接著他從我詮釋的觀點來檢視他和他太太的關係。他發現，滿足在某個程度上總會挑起和客體的毀滅息息相關的焦慮。

分析師　我做了個詮釋，提及在我看似被毀滅的時期裡，我依舊關心著他。

病　患　他說，理智上他了解我持續關心著他，而且客體也依舊存在，但他還是花了點力氣才感受到這些事的真實性。

分析師　我把談話焦點拉到他怎麼利用挫敗，而挫敗可以讓他得不到滿足並把客體保存下來以免被毀滅。

停頓。

病　患　「我覺得我們終於講到重點了。回顧從前，我才驚覺這個問題確實存在。」

「我在想，我這種反應是不是很不尋常、很少見，或換句話說，我到底和別人一不一樣。」

分析師　我和他討論問題的這兩面。首先，他談的是一種普遍的現象；其次，他所要面對的事，對他來說比對其他人而言重要許多。

病　患　「這對吸吮母乳的寶寶造成什麼樣的影響？」（此時，他幾乎觸及第一回合分析的核心問題。）

分析師　這時，我針對分裂型及憂鬱型（但沒有搬出這些術語）這兩種可能的反應，對他做了更長、更詳細的說明。我從被孩子從大衣上咬下的鈕扣來談，這讓他聯想到食人俗這個詞。我說，對他來說，當他咬下鈕釦之際，重要的是他得到了滿足，所以鈕釦本身不重要了（結束一切的投注）。「除此之外可能還有另一種反應，我之所以提起它，是因為它就存在於分析裡頭，但你還察覺不到它的存在。這個反應是，你會關切那件被咬掉釦子的大衣，也會關切那顆釦子的命運。」

病　患　他顯然懂得我在說什麼。停頓。他說，上個週末他對他的事業該朝哪個極端發展這事想了很多。一個極端是自視清高地追求智識學問，視歡樂為無物；另一個極端則是快樂至上，以追逐快樂為人生首要目標。就實際面來說，前者意味著唯上司的指示是從，努力撰寫病歷報告，在以智力活動為主的醫學領域開闢一片天。他的上司畢生致力於醫學，浸淫在智性的領域裡。這嚴謹的訓練很令他心動，不過，他卻想像不出來自己能夠過那樣的生活，而另一個極端也無法讓他滿足，因為他只會一昧地尋歡作樂。他也許會遊走在這兩個極端之間，但他也不會因而感到滿足。

32

分析師　我把事業的問題和那兩型反應扣在一起。我說，倘若他的分析停滯在目前，他所要面對的，正好就是他剛才描述的這個屬於兩種反應的前者（分裂型）的問題。我說，我們可以對未來走向進行討論；我們也可以說，分析已經顯示出他正站在另一項發展的起點上，也就是說，開始有能力對客體表示關切。一旦分析涉及這個問題，那麼關於他的事業前途這個大問題的解決之道便會自動浮現。

病　患　他說，他很納悶，他如何期望自己去達成先前從未在分析裡達成的事。「人有可能獲得他本性裡不存在的特質嗎？一個從沒有關切過的人要怎麼去關切？它有可能憑空出現嗎？還是說，被埋沒的能力可能被發掘出來？」

分析師　我說，在某個程度上我們會發現他擁有過關切的能力，但卻在兒時的某個情境裡因為絕望至極而喪失了這個能力。話說回來，要在分析裡踏出前所未有的一步也並非不可能。這些事不只要靠他自己努力，也要靠他的分析師幫忙。

病　患　「唔，寶寶當然得先從和媽媽的關係裡達成這些事。」

分析師　「在這最後幾分鐘的時間裡，我們用理性的口吻交談，也對你的分析進行一些討論，這和真正進行分析是不太一樣的。」

病　患　「但我確實覺得，理性地談論事情有其正面的價值。」

分析師　（我不禁把目前的情況和頭一回合的分析結束時，這病患的人格及其外在的人際關係有了非常重大的轉變，但是他毫無洞察的情況，兩相比較一番。）

33

二月十五日，星期二

病　患　「我一直在想昨天最後說的那些話。你說我們談到分析的主題上來，想到這裡我不知怎地笑了出來，這還真是很特殊的反應，我不禁覺得這很好笑，就像我們之前說的，『我們只是假裝很認真。』但實際上玩遊戲玩得不亦樂乎，原本的嚴肅態度放假去了。我笑了出來，而且感到很興奮。」

病　患　「你提到『玩遊戲』(playing) 這個字讓我想到，在之前的分析裡，回應你所謂的『絕妙的自由』這句話的含意時，我很可能暗示了『遊戲』(play) 的意念。[33-a] 上回分析的最後，我們倆打成一片，討論著分析的主題，你樂在其中，而且覺得和平常的認真態度相比有相當大的差別。」

病　患　「這讓我想起莫里哀小說裡的某個情節。某人對另一名男子說，他這輩子說起話來總是文謅謅的，對方聽了之後大感驚奇。他從沒發覺自己的這一面，這讓他很興奮。」

分析師　「我想，我們倆都很享受打成一片的感覺。」

病　患　「大體上說來，我在醫學裡也有同樣的感覺。我現在能夠明白，在嚴肅的談話裡插科打諢有多重要。這樣可能不太得體，不過，在正經八百的醫學討論裡偶爾耍耍嘴皮找點樂子，討論起來會更有成效。我之前提過的兩個極端：該像個隱士或苦行僧一般從事嚴肅的工作？還是盡情享樂，把嚴肅的事拋到一邊？現在看來，可能的做法是把兩者合而為一，這有別於採取一種中庸之道，而是同時把兩個極端容納進來。」

分析師　「這和你吸吮大拇指成癖，並且把我當成大拇指所代表的對象的主題是一貫的。」

停頓。

病　患　「今天有新的話題可說，跟我女友有關。我剛剛才和她見過面，我對她的態度不一樣了。原本我只是覺得和她討論事情做一些腦力激盪還滿吸引我的。我和她交往，一

33-a　中譯註：關於溫尼考特對於遊戲的理論，請參考《遊戲與現實》一書（心靈工坊）。

來是對我太太虛張聲勢，二來是身體上感到興奮，但這令我擔心，因為我知道厭倦和疲憊一定會緊跟著來。但今天有了轉變，我真的感覺到溫暖，而且對她說的話、做的事很感興趣。我在想，我是不是愛上她了。這是全新的感受。我不曉得如何判斷；我從沒有過這種經驗，不想貿然下定論。我今天和女友在一起的輕鬆自在，和我與太太之間的僵持不下相比，有如天壤之別。工作上也同樣不順利，我似乎遇到了瓶頸。和那女孩在一起，如果說話出現空檔，她會持續拋出一些念頭；若換成我太太，她早沒輒了。以前她也許還會勉強擠出話來，但如今她已心灰意冷。舉個明顯的例子來說，我打電話給女友，一講講了半個小時，這真是破天荒頭一遭。我和別人講電話從不會超過三分鐘，除了公事之外就沒話說了。回到家我心情輕鬆很多，因為我已經不在乎我太太和她男友的事了。」

34

分析師　我問起她太太的狀況，以及她對他的外遇知悉多少。

病　患　「她大概瞭若指掌，但我偏要故弄玄虛。開誠布公地來談這種事就太冷血無情了。誰先提起這檔事，誰就居於下風。」

（這病患不經意表現出，他明白自己和女友的這段插曲是分析的延伸，他無意讓婚姻破裂。他總盼著自己好起來，以便和太太破鏡重圓。）

分析師　我試圖向他說明，他生命中形形色色的各個插曲，都會在移情裡頭顯現出來。

病　患　他繼續說道，他太太期待他強勢一點，而她喜歡當依賴的一方。和女友在一起時，沒有哪一方強勢。他突然想到，他和女友的關係就像兄妹一般，而相形之下，他和太太之間的關係則猶如父女之情。以前他和妹妹之間偶爾也有類似的感覺，但如今他們倆已漸行漸遠。他和這女友在一起的好處是，可以享受一種兄妹情誼，但沒有亂倫的禁忌。他們互相幫忙，從中得到刺激的新鮮感，看看彼此在一起能激盪出什麼來。停頓。他說他的思緒卡住了。

分析師　我接著剛才起頭的話說道，他會在分析裡頭顯現出所有和分析師有關的態度，並且感受到衝突，而這些衝突會透過個別的行動化作用（acting out）彼此迴避。我這樣說的時候，腦中想的是自慰。

病　患　「我在想，你一定會說我和那女孩的交往和自慰脫不了關係，我會這樣想多少是因為，自從我們開始交往以來，我不再那麼強迫性地自慰了。我心裡有個聲音說：『他會說你只不過是把幻想行動化出來。』」

分析師　我指出，「只不過是」這個詞很重要，我沒有用這幾個字眼。

病　患　「是啊，你會直接潑人冷水。」

分析師　我談起確實存在的自慰幻想，以前我們並沒發覺這幻想的存在，他是在和這女孩交往時發覺到的，特別是在與我之間因關係進展到某個程度而出現的交流之中發覺到的。 35

二月十八日，星期五

病　患　「我最先想到要說的一件事是，我上次來這裡是三天前，但是感覺上好像更久。我記得今天早上做的夢的片段。一開始時我有點半夢半醒，後來當我又更清醒一點，想起夢中內容，頓時擔心了起來，因為我覺得自己應該會被嚇到才對，雖然在夢裡一切都很自然。我夢見自己引誘了女兒。我一度忘了這個夢，但後來又想了起來。」

分析師　我說，他會做這個夢是因為他看電影掉淚之後感覺到自己對女兒的愛。我問他引誘是什麼意思。

病　患　「大概就是指我和她燕好的意思。我現在想起來，最近她坐在我腿上時，我會稍微有性興奮，必須把它壓抑下來。這種情況在上禮拜處在興奮狀態下，還有和女友偶爾燕好的那段期間，也都有過，這在在反映出同一件事。而且這段期間內我沒有自慰，我並不想這樣做，而且我可以用意志力去壓抑它，以便保持性能力。」

這些事讓病患想起了好幾年前他和他太太在家裡的一些問題。他頭一回提起自己的性欲很難被挑起，而且會早洩。遇上這種情況時，他會用自慰來緩和緊張，以避免情況失控。

分析師　我提醒他說，他曾把他和太太的關係比擬為父女之情，因此，那個夢表示他和太太的關係起了變化。

病　患　「這恰好接上了我正想說的事。我心情很糟，因為做了那個夢之後我和女友見了面，我愈來愈喜歡她了，但我卻發覺她變得冷淡起來。」

她的前男友現身，所以我的病患被甩開。她十六歲時被父親勾引過，因此她恨透了父親。他由此得出一個想法，認為當今社會對父女之間的勾引不如對母子間的亂倫那樣地不以為然。從人類學的角度來看，父女戀是被允許的，但母子戀卻另當別論。

他說，從他談過的幾次戀愛來看，女生總喜歡依賴他，這是因為他善解人意，不過戀情最後總是以父女之情收場。他覺得這是他人格上的缺陷，他就是沒辦法強悍起來。 36

分析師　「你想表達的是，你沒辦法去恨三角關係裡的那個男人。」

病　患　「這說法只是放馬後砲，不是你自然而然想到的，而且充滿學術意味。」

而今情勢有了進展，它帶來的危險來勢洶洶。這一切會如何落幕？他認識那位情敵。

分析師　此時，我把只會在移情裡頭融合在一起的四個元素——依賴、本能的滿足、亂倫的夢、婚姻——彼此之間的關係做個概括性的說明。

病　患　聽了我的說明之後，他說，他剛剛想起很多年前他夢過自己和一名女子做愛，現在回想起來，那名女子很可能就是他母親。夢中的那名女子無疑和他母親有幾分神似。這全都是和女友有關的兩難困境浮現後冒出來的。

他眼前有三個選擇，都不理想：

一、和那男人一較高下；

二、認輸；

三、分手。

這三個選項都無法令他滿意，且感到氣憤。以這些方式收場都只是圖個省事而已。而且他今天前來分析的途中還在想：「沒有性愛的生活一定索然無味，即便這樣可以免去一些煩惱。人生如果沒有期待，那活著還有什麼意思。」他說，從很早開始，不知怎地他便曉得性交是美好的，即便他知道自己不需要也會心嚮往之。

分析師　我點出他的夢裡沒有父親。

病　患　就在這時候，他說了更多關於情敵的事，那情敵也是個有兩名子女的已婚男人。這三角關係令他很不滿的是，其中兩個男人會步上彼此的後塵（下場一樣）。

分析師　我說，夢到他女兒的夢以及他和女友的關係裡，都迴避了強烈的情感和衝突，而這些強烈的情感與衝突曾在夢見母親的夢裡出現。

病　患　他說，我必須記得，過去幾年來他對父親已完全沒有了感覺。他對父親的感覺除了在分析的某階段曾經出現過之外，已經被埋藏了起來，而且被扭曲了。（他認為夢裡沒有父親是因為他對父親沒有了感覺。）

37　他也說：「你要記得，我和女友的這段情只是一場戲，感覺起來很自然，但仍舊是一場戲，而且這場戲演到一半卻嘎然而止，我自然會心情低落一陣子，我覺得前方一片黑暗。」

分析師　「不過這場戲讓你明白了自慰所隱含的意義。」

停頓。

病　患　「也明白了憂鬱所隱含的意義。」

隨後他繼續說道，他想找個人聊聊這一切，但不是找他女友也不是找他太太。他沒有夠親近的朋友可以談心，這幾年來連一個知己也沒有，而接受分析時，所有的事都會被嚴肅地看待。他想要有人可以開開玩笑或一起玩鬧。有些男人被女人拋棄會喝悶酒失魂落魄的，另一些男人則賣命工作，或找人大吐苦水。

分析師　「你想說的是，你缺乏知己，而且缺的是男性友人。」

病　患　「是啊，大概吧。」

分析師　「而且他也一定要對你掏心掏肺才行。」

病　患　「對，因為只有這樣才不會變成是一方依賴另一方。」

分析師　我問他有沒有交過朋友，他說念大學時交過一位好朋友。

病　患　他說，事實上他結婚時找不到人當他的伴郎，他太太經常奚落他說，幸好她臨時找了她的親戚來湊合，不然他就糗大了。他說，他覺得這個鐘頭的時間快到了，時間一到他就會被攆走，也就是被甩開。所以，時間快結束時最好別再多說什麼。

分析師　我把「被甩」（jilted）這個詞的完整意義說了一遍，他會用這個字眼簡直是把我當那女孩看。我說：「現在只有我們倆在這裡，如果我甩了你，你找不到人讓你出氣。」

就在這當口，門鈴響起，他說：

病　患　「這很難說喲，有人在門口等著呢。」

我得讓下一名病患入內來，而來者碰巧也是個男性，當我送這病患離開時，從他臉上的神情看來，他滿享受這種三角關係的，而且對讓他被女人拋棄的男人流露出憎恨之情。

二月二十二日，星期二

（他遲到了五分鐘。）

病　患　「我突然想到，《柳葉刀》（*The Lancet*，醫學期刊）有一篇關於尿床的文章，文中提到情緒性多尿這個因素。」

38　他說我一度略過這個話題不談（這顯然不太可能）。他注意到，由於分析近來大有斬獲，他多尿的問題消失了。

分析師　我說起自己的疏忽，這令他很開心。（我沒有為自己辯解。）

病　患　他說覺得自己被兩種意念拉扯：一方面想擊垮分析師，另一方面也想讓一般醫生出糗。不過，那篇文章也提到，研究趨勢指出多尿往往導因於輕微的器質性毛病。所以，很多所謂的心因性失調很可能是器質性的毛病所致。

他說自己好比從心理治療師手下搶救孩子一般。他說這段話時，彷彿像是說著一個令他吃驚的夢似的。他說，這感覺就像要從外科醫生的刀口下把孩子救出來一樣，這種焦急和急著要找出一種比心理分析更迅速的療法的心情是一樣的。

在這個鐘頭裡，他的阻抗狀態逐漸轉趨明朗，而這狀態是以昏昏欲睡的形式呈現出來。

他說自己陷入兩難，看到心理學遭到抨擊，他不知該感到高興還是難過。為文的神經醫學家也暗指，案主被歸納為身體功能正常，卻沒有什麼證據支持。這一切在在暗示著，畢竟還是有辦法從大量的心因性個案身上找到生理上的病灶。**停頓**。他說他有個古怪的感覺，覺得那是找不到的。這就好像他平常看診時，如果發現病人沒有異狀，他就會接著看下一位病人。不過，在這裡，分析師一待就是一個鐘頭，沒辦法略過病人。他對自己純粹因為難纏的病患很無趣而略過他們感到愧疚。「看診時很少會遇上分析時會碰到的狀況。」

分析師　我提醒他那位「低估醫療器械的功用」的外科醫師。

病　患　「你無處可逃。可想見的是，如果一整個鐘頭下來什麼也沒發生的話，你會氣得跳腳。」

分析師　我對他會忽略病人這件事做出詮釋，並說我確實會在某些時候忽略他，亦即晤談之外的時刻。

病　患　他說分析師得忍受病患一個鐘頭的時間。他拿這個情形和他女兒對他的要求相比。她實在不該逕自以為一旦他在家，那麼他在家的那兩個鐘頭都得聽憑她擺布。**停頓**。他說他的思緒卡住了，並聲稱他累了。

分析師　（此處的內容漏失了。）

病　患　「我從女友身上發現，會令她震驚的事和會讓我震驚的事很不一樣。」和同性戀有關的任何徵兆都會令她震驚，而且她看似有同性戀傾向，還因此接受過類似分析的治療。「會讓我感到震驚的是亂倫，不是同性戀。」當他還是孩子時，他很怕媽媽親吻他，直到現在仍感到厭惡。也許他覺得「亂倫很變態」，這讓他心裡充滿恐懼。

39

分析師　我問他，那恐懼讓他聯想到什麼。

病　患　「它稱不上是社會所不容，男孩子親吻母親不會引人非議。」他提醒我他之前說過的一件在他七、八歲時發生的事，當時全家人在一起散步，他父親把他推到母親身邊，當眾鬧得不愉快。

停頓。

分析師　我做出詮釋，內容涵蓋諸多面向，指出他最近正朝向三角情勢發展的趨勢，並把他的昏昏欲睡歸諸於他察覺不到、但與這新情勢有關的焦慮。我說我知道他很累，但我也知道他不喜歡我用疲累來解釋一切。

停頓。

病　患　「我的心思好像飄走了；很難集中精神，或者說，我抓不到想說的念頭。」

分析師　「我長篇大論的詮釋打壓了你的思緒。」

病　患　「那倒不是，我今天原本就可能什麼也說不出來。」

分析師　我提起之前說過的漸漸損害的概念，並且做了一番詮釋，那詮釋就當下而言很恰當。我指出，對他漸漸造成損害的東西，指的是閹割焦慮，起碼就理論上來說，父親在三角情勢裡現身了，而這是前所未見的。我用「被甩」這字眼來形容他在上回分析末了所處的情勢：我

「甩了」他之後讓另一名男子入內時，他聽到了那男子的嗓音。

病　患　他說他累了。

分析師　「我想我大概說太多話了。」

病　患　「不，我只是很想睡。」

分析師　（我當然受到他這個鐘頭一開始時表示希望找到更快速的治療方法的影響，而且我知道，他認為我既然有材料可以下手，何不加快腳步。）

病　患　他很介意我那顯得「彆扭至極的尷尬」，他說他被惹火了，這就好像拒絕他，讓他碰了釘子一樣。他覺得自己不該被昏昏欲睡擾得心神不寧，他應該能輕鬆以對才是。他很累，但又覺得不只是累而已，應該還有別的原因才是。

分析師　「所以睡覺是為了應付與它相對立的某種情緒—譬如攻擊、恨，或純粹是莫名的恐懼。」

病　患　他說他覺得恍惚，很累，很想睡。

二月二十三日，星期三　40

他遲到了二十分鐘。今天遲到是因為醫院有急診。

病　患　他提起昨天。他的疲累原本只是原因之一，但是到後來他只感覺到疲累不堪而已，這有極大的差別。（他察覺到疲累是一種抗拒。）「我想不起前一天所發生的事的情況到底有多頻繁。我想不起昨天談了什麼，我覺得我應該要想起來才是。」他很介意自己的健忘，即便他當下什麼也想不起來。

分析師　我做出詮釋，也把昨天的詮釋連帶加進來，並且提醒他，我認為疲累的背後是焦慮。

病　患　於是他提起前晚所做的夢的片段。他說：「這也許不重要，可是……」在那夢的片段裡，他女友擁有醫學博士學位，而且是皇家內科學院院士。這些頭銜她得來全不費工夫，幾乎沒聽說她曾經奮發努力過，這根本不像她的作風。她既不聰明也沒有學術氣息，甚至還被認為能力不足，可以說是不折不扣的腦袋不清楚。他和那女孩的關係，真正說來是她找他當靠山。他一想到自己並非自然而然地在醫學上表現高人一等就感到焦慮。她是來向他求救的，換句話說，他又變成父者的形象。

分析師　「這和那女孩對同性戀的厭惡息息相關。」

病　患　「沒錯。」

分析師　「問題是，有陰莖的是誰？」

病　患　「X醫生毫不留情地嚴厲批評她，我總替她說話。」

分析師　「人總會替同事說話，這似乎意味著她是男性。」

病　患　「我也預見了另一個問題，我們聊的話題只在醫學上打轉，若沒有這類的話題可聊，我們就無話可說了。」

分析師　「看來，從這個夢當中也可以看出這一點。這女孩對同性戀有所恐懼，刻意表現得能力不足，煞費苦心壓抑其陽剛味，就某方面來說，這很符合你的需求。這個夢倒是補上了整個情況的另一半。」

病　患　「我從這裡看到了男人和女人共事的所有難題。到目前為止，我總認為女性能和男性平起平坐，我一直很堅持這一點。首先，要是有男人說女人能力不足我會很生氣；其次，想到男人能做的事女人也同樣辦得到，讓人感到很欣慰。」

分析師　我做了個詮釋，談到他對兩性差異的見解，基本上更適合用來看待男人之間或兄弟之間的競爭。 41

病　患　「我頭一次能接受強勢這概念。記不記得我太太最嫌棄我的一點，就是我從不強勢，不會安排假期或什麼的。現在我看出來了，我一直都覺得有必要去確認一下我太太和男人一樣能幹。」

分析師　我做了個詮釋，他評論道：

病　患　「你只是把以前說過的話重述一遍而已。」

分析師　我同意。

我做了進一步的詮釋，說他無法想像女人和男人之間有所差別，是因為想到男性和女性的差別會挑起他對失去陰莖的恐懼。

病　患　「她很怕表現出陽剛味，在她眼裡，思考有條理就是很有陽剛味。」

分析師　我詮釋說，關於他女友的心理層面，我們要處理的不只是他在這方面所碰到的問題，也要處理她的身分認同、她的父親是怎麼樣的人等等的問題。

病　患　「但她的心理層面不是我們所關心的。我之所以提起她，是因為她的存在突顯出我的困境。」

分析師　我說，思考有條理這件他最拿手的事，對那女孩來說，就是表現出陽剛味，對他來說也是。

病　患　「麻煩的是，性急衝動這個我想藉由分析努力去達到的目標，在她眼裡是一種女性特質，男性表現出這種特質並不討喜。」

分析師　我說，他一時無法分辨我是由那女孩的眼光，還是透過我個人的觀點來看待這件事。我確定他認為不管男女，一樣會有能不能隨興地表達這個問題。根據他的幻想對女生做詮釋時，我說：「這就好像她們的聰明才智都為了你而被抹煞了。」

病　患　「喔，那是你的幻想，而且滿嚴厲的。」

分析師　我試圖把思考有條理歸為來自他父親身上的一個特色，但他告訴我，他父親行事作風相當隨興，而且這絲毫不減損他父親的男子氣概。

我於是問起他，他小時候身上如影隨行的女性自我是怎麼來的。

病　患　「這實在無從得知，雖然我記得自己跟你提過這件事，但我沒辦法毫不費力就搞懂這是怎麼一回事。我想，不管怎樣，那女性自我具有陰莖。」

「我發覺，我年少時做夢夢中的女生都有陰莖。夢裡我不覺得奇怪，但醒來時卻非常錯愕。相反地，作白日夢時，因為需要花力氣去想，所以想像出來的女生就和真實的女生沒兩樣。」

42

分析師　我說，很可惜這次的晤談時間比較短，但我不得不喊停。不過，我們談到了他少年時期做的夢，發現夢中的女生都有陰莖，所以我們接收到了夢所要傳遞的信息。

我多給了他十分鐘的時間，然後結束分析。

二月二十四日，星期四

我必須請他等候十分鐘。

病　患　「首先，我知道我們昨天談到某件重要的事，談到一半我便住了口，不甘願地離開。至於談了些什麼，我只有模模糊糊的印象，也許我可以想得起來。」

「其次，我意識到分析的步調。這段治療會拉多長？怎麼知道治療何時會結束？如果有個明確的時間點感覺會好很多。比方說，會不會在夏天結束治療？怎麼知道治療還要持續多久？治療自然會帶來一些混亂不安，所以要等到治療結束一段時間後才會有不錯的成果出現。目前很難安排未來的計畫，我不會非要安排不可。但我也不喜歡未來很不明確。」

分析師　（我告訴他關於我暑期休假的一些細節。）

「我明白你確實有些難處。」

（這時，我把昨日分析的內容概述了一遍，提及分析驟然中斷前正好談到他青春期夢裡的女生都有陰莖。）

「所以說，你和女友的關係是分析的延伸，它就跟夢一樣重要。」

病　患　「說到我女友，首先，她本身很不穩定；其次，論她的才智，長遠來看不會是好伴侶。不過，我對此也不是很有把握。這話聽起來很勢利，但我們倆有交集的地方只在：

一、熱切地想做愛，尋求肉體的愉悅，我們倆都想藉此來重拾自信；

二、同樣身為醫生，我們可以討論醫學方面的事；

三、她也接受分析。

但這段關係真的沒有未來，我覺得沒有理由為了她離開我太太。但這段關係還是很可貴，和這女孩交往，我發覺自己更有能耐去追求快樂而不會覺得緊張，這多少是拜分析所賜。跟我太太在一起時，我得刻意去享受事物，這比較像是靠技巧，而非出於本能。跟女友在一起時並不浪漫，但一切是那麼地自然。我們都很放鬆，順其自然。她還有別的男人，將來也會再遇到其他男人，但我不必理會那種糾葛。我不想賴著她，何況這樣做很危險。她只是我磨練自己的工具，再說，這其實並不重要，因為她自己一開始就不忠，狀況也不穩定（雖然她以她的方式表現出真心誠意），而且講話很直。我也可以很坦白，把心一横，不會有彆扭的罪惡感作祟。目前的狀況，和我生病那陣子在醫院認識她之初相較之下，有很大的差別。她很想依賴我，假使我再繼續和她交往下去，難保將來讓她失望之餘，還帶給她莫大的傷害。」

43

分析師　「在這裡最重要的始終是你覺得我讓你信得過，而且我不會賴著你，所以在這裡，你自身的利益是唯一的考量。」

病　患　「上一回合的分析結束之後，我以為我們從此分道揚鑣。我沒想到你一直在關心我。我不禁開始納悶，舊事會不會重演，如果我就此一走了之，你是否會記得我，會不會等我回來？」

分析師　「會，我會等你回來，如果情況就像上回一樣，我知道你沒準備好便離開了。」

我也提醒他，上一回合由於是在戰爭期間的關係，我也因而受到一些阻礙。

病　患　「這次恰巧國內也有一些紛爭。」

分析師　我繼續談著何謂準備好可以離開。

「在你的幻想裡女生依然有陰莖，如果你現在一走了之的話，你就是在迴避這個問題。」

病　患　「沒錯。和女生在一起時，我不會憎恨其他男人，只是在想到他們時會讓我火大。目前我對女人的態度，就看她們有沒有主動對我示愛而定，這樣我就不必採取任何攻勢。我知道這多少受到我太太對我的敵意所影響，尤其是她對我不能採取主動很不滿，把我逼到向她乞憐的地步。所以我不容許這種情況再發生，我不會讓自己非需要哪個女人不可，我不想再苦苦哀求別人。」停頓。

「現在，我不會在我太太面前擺出低姿態了，也比較不會老是急著討好她，讓她煩不勝煩。反正她對我沒有好感，如今她更沒有理由讓事情拖下去。」停頓。「很難再多說些什麼，沒有用的——只是拖延時間，為說話而說話，原地踏步而已。」停頓。「我想不起做過的夢，沒辦法讓情況有所進展。」停頓。「我感覺到有件事該做。我現在想到，你以前說過，在我小時候我媽經常很焦慮，會要求自己把事情做得很完美。我目前的焦慮和她當初的焦慮很相似。我想我的狀況和其他病人相比有很大的不同，他們也許比較不會急著有進展，比較能知足常樂。搞不好他們擺出的態度是：『何必把腦子裡冒出來的話一股腦兒說給那蠢老頭聽！』」

分析師　「你可以有那樣的感覺。」

病　患　「我是有那樣的感覺，但有進展才能叫我安心。」

分析師　「你是迂迴地察覺到自己的感覺。」

病　患　「我面對上司時也一樣。我很焦慮自己沒法掌握病人的病況，很難接受別人的批評。我覺得我會被排斥，而且我必須負起責任；表現完美簡直是我的宿命。」

分析師　我做出詮釋，內容包括：「你只能透過同樣由焦慮所驅使的完美主義，來做到你母親對你的完善照顧。你之所以這樣做，是因為你對愛與被愛感到絕望，而且在此時此刻你我的關係裡，你也同樣感到絕望。」

病　患　「我清楚地感覺到厭惡和噁心。」

二月二十八日，星期一

病　患　「來這裡的路上我一直在想，談論現實和真實發生的事並不真的很有用。這些事情似乎比夢還不真實。我正想著一些實際發生過的事，這些事值得我在分析裡花力氣說出來嗎？它們似乎不如夢來得有用。我今天心情很悶，主要是——或者說，表面上是——因為家裡的緣故。家裡的情況現在是愈來愈棘手了。直到最近我才接受這情況，雖然感到悲哀，但總覺得分析會讓一切改觀。如今我得做個抉擇。照理說，我應該和那女孩分手，但我不想放棄這段感情回到從前的老狀況裡。」

分析師　「這聽起來很真實，而且實情確實如此，你真的是進退兩難。」

病　患　「我跟女友談到共組家庭，很難要她務實地想一想。我正打算夏天時和她一起去渡假——但說到渡假，我真的必須知會我太太一聲，但這樣會把問題掀開，她若不能理解，便可能導致離婚。可是我能給我太太什麼呢？只有收入和些微的忠誠，如果連忠誠也談不上，那麼我根本一無是處。況且，我不想被唾棄。這倒不是說我很同情她，而是她不願談到我的問題，她滿腦子只想著她和她男友，沒空理會我和女友的問題。我很想說這全是她的錯。她可能會提出離婚，而我彌補不了這種傷害。也許她知情但不願相信，也許她不知情但始終懷疑。我希望有辦法和她坐下來好好談一談。但到時候我找她談總得知道要達到什麼結果吧，可是我卻不曉得自己想要什麼結果，所以我乾脆不冒這種險。」

「我也許會問一些引導性的問題，但這一招會被她識破，她不會上當。這其中也牽扯到我太太自己的困境等等諸如此類的事而變得很複雜。所以我昨晚不想和女友見面，因為我不希望和她太常見面。但後來我覺得……」 45

（此處的細節遺漏了。）

分析師　「你和女友有一些共同的興趣，所以當彼此有交集時你們可以玩在一起；相較之下，你和你太太玩不起來。」

病　患　「有個故事描寫妻子紅杏出牆的男人的際遇，是一位美國作家寫的。這男人後來旅行到歐洲去，結果情勢逆轉，最終覓得了終身伴侶。另一方面，他太太無法原諒自己，於是放棄了荒唐的生活，前去投靠女兒，但卻死黏著女兒，終致崩潰。目前有個危險是，我的忠實是我太太的支柱，一旦我一走了之，她就沒辦法再和她男友繼續交往，兩人會步上分手之途。難道我恨她入骨，非要這樣對待她不可嗎？我受得了她和男友過得幸福快樂嗎？但反過來說，她和男友分手而痛苦我又受得了嗎？我太太曾說：『我絕不會和你離婚。』我覺得她的意思是，她沒辦法忍受這種不光彩的事以及諸如此類的，她會當面給我難堪。起初她想知道我會不會自殺，而今，我想，她想問的是，她這樣一直等下去值得嗎？或者說，分析若奏效的話，我會不會棄她而去？回想這些，我不禁覺得，她也許不是打從心底不關心我，也許她必須收回對我的關心，不然她沒辦法面對這情況。她對我的不聞不問或許是一種防衛。我發現，我對工作不再那麼感興趣，工作不能取代生活。X醫師給我的壓力會讓我把人生全奉獻給工作。而在這裡，我是浪費時間，只是自言自語，花時間釐清自己的想法。」

停頓。

分析師　我說，這些真實的事情無法改變一個事實，就是眼前不遠處有個很重要的幻想存在，而且這幻想伴隨著焦慮。這幻想是他年少時夢中的女生具有陰莖。說不定現實情況已根據這幻想自行調整，所以他太太具有陰莖，並且呈現出與之相關的問題，而他的女友則被他當成白日夢裡的女生，和一般的女性無異。

病　患　「目前在這裡有個現實上的困難。我和女友在一起有玩的空間。我需要在真實的情境裡玩。而在這裡，我和你是專業的關係，只有在提到夢以及解夢的時候才有空間玩。」

分析師　「是的，我明白，而且你覺得我不願和你玩，就像你之前在分析裡說過的。問題是，陰莖何在？由於男性的對手還沒出現，沒有人有陰莖，而你希望女友擁有陰莖。在有性交的夢裡，某個程度上來說，和你燕好的那女人就是你母親，你差一點就要意識到某個男人——父親——的存在。」

三月一日，星期二

46

病　患　「進退兩難的狀態讓我心情一直很低落，我原本希望可以和我太太互相攤牌，但最後還是作罷。又把這件事擱下來，我一方面高興，一方面也覺得很煩。」

分析師　「重點在於你不知道自己想要什麼結果，所以你覺得先把這件事擱著比較妥當。」

病　患　「怎麼做會讓事情好轉？我希望事情拖著可以換來兩種情況：一來是讓我的腦袋清醒一點，二來是說不定會有轉機出現。歸根結柢，我的婚姻失敗是個事實，儘管我理智上看得很清楚，但情感上就是沒辦法接受。再說，我也因為有過興奮的時刻而感到心情低落，這證明興奮是稍縱即逝的。」

分析師　「當你感到希望無窮，你覺得你和太太都一定會有所改變。」

病　患　「我試著改變過——但我太太不感興趣。我心情不好也是因為，雖然和那女孩在一起不像和我太太在一起那樣要裝腔作勢，但還是不真實，總有些壓力和緊張。我想要的是一種彼此不必假裝的關係。再說，儘管我改變很多，但講話還是有困難。」

分析師　「你把你的防衛模式當成穩定因素，是你無所依恃時可以抓住的一樣東西。」

病　患　「我以為有了這女友我對我太太的感情會逐漸冷卻，但事實卻不然，我還是一樣很需要她。以前我會呆坐在家裡，整個人悶悶不樂。但今天我打算要和女友見面，所以我跟太太說我晚上不會回家。在我說今晚不回家之前，我們因別的事起了口角。當時我在氣頭上，這本來是把事情和盤托出的大好機會，但我還是撒了謊——我不想跟她賠不是；讓自己站得住腳才是上策。」停頓。

「況且，也許我太太已經感覺到事有蹊蹺，從一些事情上可以看出些端倪來，比方說，這麼多年來她頭一回把我的睡衣褲烘暖，除此之外還有別的跡象，那是起了口角之後，我還沒提今晚不回家之前發生的。我不想錯過這些。」

「這讓我對自己和女友的關係感到困惑。我太太還提到一起渡假——這還真稀奇，以前我們談到渡假她時總是嗤之以鼻。如果我可以把心一橫，趁我們吵得不可開交時投下震撼彈，宣布說我打算和女友遠走高飛就好了，但我不是那種人，不會拿別人的痛苦作樂。這倒讓我想起，在我認識我太太之前，曾有一回我和當時的女友說好要一起渡假，但假期還沒到，我們就發現彼此不合。於是兩難的情況來了——是要取消假期，還是按照原定計畫進行？當時我很軟弱，選擇照原定計畫去渡假，心想我們搞不好還是會有個愉快的假期，但當然啦，那假期是毀了。要是換成我太太，她會很不屑我被軟弱牽著鼻子走。」

47

分析師　「那軟弱似乎意味著你對你太太有一種恐懼，一種你還不了解、而且你也幾乎不覺得它是恐懼的恐懼。」

病　患　「這就像不餓卻要吃東西一樣。軟弱代表不必冒被遺棄的風險。英勇的人會承擔這種風險。」

「這就像跳水一樣，對我來說這意味擺脫我母親，我被她的圍裙帶牢牢綁著。」

分析師　「問題是沒有人可以讓你投靠。好比你頭一次學走路，當你冒險離開母親身邊時，父親卻沒在一旁等著，好讓你可以投靠他。離開母親純粹意味著，從她身邊走開之後你便無處可去。」

病　患　「聽起來很有道理，但這像是另外的話題了。我女兒突然一下子就站起來走路了。」

分析師　「你女兒早已經超越你了，就發展的角度來看，她已經通過了你目前所在的這個階段。」

病　患　「我只有在父親由後頭扶著，而且在我沒發覺的情況下放開手時，我才會騎腳踏車。要是我發現他放手，我就會跌倒。學游泳也是一樣，我必須先由漂浮開始，然後做些滑水動作，最後才敢游泳。關鍵在於，你想到沒有人扶著你，你會覺得無處可去，或者說，無路可退。跳水也一樣。我總盡力掩飾焦慮——閉上眼睛故作不慌不忙狀，但事實上我還是焦慮得沒辦法往下跳。在工作上，當我必須獨力完成某件事時，我會有些焦慮。這種情形說起來大家都碰過，但我怕被遺棄，遇上這種情況，我會慌得不知所措。」

分析師　「緊接著退縮片刻（『介質』的詮釋）之後你做的一連串夢當中，其中有個夢是關於出國渡假，夢中你在某個週末出國又回國。」（我之所以挑這個夢來說是因為我們可以從「介質」（medium）、「懷抱」（lap）、以及有個地方可回這一系列的概念來看它。）[47-1]

他慢慢回想起這個原本已忘得一乾二淨的夢。夢中有個女孩，是醫院裡的醫生。

病　患　「事實上，她就是我現在這個女友，當時我們還沒發展出特殊關係。這段關係就像分析有結束的一天一樣——結束時會是怎樣的情形？會不會說停就停？我想我會驚慌失措得不知如何是好。」

分析師　「你覺得結束就是放手，無處可去，也無人可投靠。尤其是在咬噬結束時你特別會有這種感受，而先前在我們之間你就是一直進行著咬噬活動。事實上，現階段的分析早已經脫離你在每個時段終了、或分析終止時把我吃掉

48

47-1　參閱本書附錄之〈退縮與退行〉一文。

這個主題很遠了，留下你和被摧毀的我在一起，而且對自己的內在充滿焦慮。」

三月四日，星期五

病　患　「嗯，好像沒什麼好說的，也許是我喉嚨痛的緣故，也可能是因為今天是禮拜五的關係，也就是說今天的晤談和前一節晤談以及下一節晤談都隔了好幾天。禮拜五的分析感覺上像是脫開了平常的分析軌跡一樣。」停頓。「分析的連續性被打斷帶來了一個困難，我覺得這情況和上一回談的有個共通性。這就像放手一樣，孩子若要學會走路，他就要放手，但他也必須可以隨時抓著什麼，然後再重新來過一遍，也就是說再放手一次，這當中似乎會碰到一個障礙……」

分析師　「我們也許可以這樣說，你這一刻是三十歲，下一刻退回到兩歲大，然後又變成三十歲，這樣反反覆覆一下子依賴，一下子獨立讓你很痛苦。或者，換個說法，由於分析的連續性被打斷，我沒讓你對我有信心可以抓著我，所以我讓你失望。」

病　患　「我可以這樣動也不動地躺一整個鐘頭（不會睡著）。我今天沒有很大的動力想說話，也許只是身體不舒服的緣故。」

分析師　「如果是身體不適，你從經驗可以判斷，這樣比較容易得到妥善的照顧。」

停頓。

病　患　「我在想這個週末要怎麼過，一時忘了我人在這裡。我只是借計畫週末、想些工作上的瑣事來打發時間。看來我好像很懶，總覺得應該有人幫我做這些事，替我說話，就像我身體不舒服的時候放下工作，別人會接手去做一樣，而那個人應該是你，我想。」

分析師　「譬如什麼樣的瑣事呢？」

停頓。

病　患　「其實沒什麼事，我只是受不了浪費時間，不事生產，何必專程來浪費時間呢？」停頓。「沒什麼需要動腦筋的事，我只是想到醫院裡頭的情況，還有今晚要做什麼。」

分析師　「你打算做什麼？」

病　患　「這個嘛，我會和那女孩碰面，接下來會做什麼就看心情而定。但我想的不是這回事，我也想到家裡的情況和醫院裡的事。昨晚說來怪湊巧的，自從這一回合的分析開始前我發病以來，我一直沒吃安眠藥，儘管我可以輕易地拿到安眠藥，況且我病發住院時夜夜失眠，非常需要鎮定劑。那是整整一年前的事了。然後我昨晚開始喉嚨痛，幾乎一夜沒睡。起先是我接了個非常棘手而罕見的案例，熬夜寫案例報告寫到十二點半，必須要全神貫注；接著便是喉嚨發炎疼痛。我毫無睡意地躺了兩個鐘頭，最後起身吞了幾顆藥丸。」

49

分析師　「也許這稱不上是湊巧，而是你對自己沒那麼有把握了？」

病　患　「呃，沒錯，這是真的。昨天下午，那個案還沒來之前，我就覺得不舒服了，我想起自己一連幾個晚上都沒睡好。當然，這和我以前生病的情況不一樣，我只是覺得如果早早上床就寢，也沒辦法馬上入睡，並不會因此就舒服一點。其實，最近這幾天，我覺得自己大致上不太穩定。近來我不怎麼想把工作做好，雖然我實際上還是做得一樣好。這說來很弔詭，我所關切的其實是自己的不再關切。自從和那女孩在一起之後，我不像以前那麼野心勃勃，也就是說花在工作上的時間變少了，至於工作或生活孰重的這個兩難問題，我選擇了生活。」

分析師　「在這段期間你也許做過一些夢？」

病　患　「沒有，這倒比較像是我意識清醒的時間延長了。」

分析師　「也許目前的狀態和隔離作用的崩解有關，而這隔離作用讓你的家居生活不受婚外情干擾，所以這作用的崩解讓你開始同時意識到這兩件事的存在（就像上次晤談時顯現出來的），並因為它們的兩相衝突而感到痛苦。」

病　患　「沒錯。」（這時他重申他的看法，確認我的詮釋無誤。）「這就像抓著什麼一樣。除非我能抓到別樣可靠的東西，否則我不想把原來的東西放開。昨晚我以為我會取消今天的晤談。」

分析師　「但你還是來了，也就是說，我們可以談談你想取消今天的晤談有何意義，你會發現讓我知情的結果是……」（這時病患頗為勉強地說「是啊」，然後我看見他睡著了。幾分鐘之後，我不小心發出輕微的聲響，吵醒了他。）

病　患　「我今天很不想說話。」

分析師　「我話沒說完你就睡著了。」

病　患　「我以為該說的都說了。」

分析師　「我倒不這麼認為。」（我把詮釋重述一遍，他想起自己睡著前勉強說了聲「是啊」。）

病　患　「沒錯，來了還是比較好，就算我不講話，我們也可以了解不來背後的意義。要是不來，就真的全都白費了。」

50　「再說，我也不願意因為不來而讓分析中斷的天數更長。這樣做就是不把分析當一回事，那太不專業了。」

分析師　「不過，你想找的是衝動，不來會使得來這個舉動更真實。如果這關乎專不專業的話，那麼你就是為了衝動以外的理由來的。」

病　患　「沒錯。跟女友在一起的時候，我們的談話充滿專業術語。對我來說，重要的是我能和女友聊一些和我們共同職業無關的話題。有時候我會覺得，在家時和太太吵得天翻地覆也要比彼此相安無事來得好，因為一旦相安無事，我就得去面對自己。跟女友在一起的時候，我們滿口術語，感覺有一點緊繃，不過——這讓我想到我和太太之間的一個難題，當我們還有規律的性生活時，做愛完之後，她都不講話，整個人好像很窘，或一付很想睡覺的樣子，但我只有在那個時候才會沒有壓力。和女友在一起也只有在做愛完之後，我們才能自然地閒話家常，不再滿口術語。」

分析師　「做愛之後的那段時間對你很重要，因為在那段時間裡，你起碼達到了得以自然而然去愛的能耐。所以，你太太在這方面的困難，對你來說非常真實。這意味著你和女人的關係總有幾分焦慮，而這焦慮來自於你潛意識裡對陽萎有種恐懼，恐懼女人會對你提出的要求。簡單來說，做完愛之後，你就可以免於這種威脅，能夠自由地去愛和被愛，而這是你一直在找的東西。」停頓。「還有一件事是，上個禮拜有兩次的分析時間比較短，這可能影響到你對分析的態度。」

病　患　「我倒不這麼想，因為那兩回都是由於我遲到的緣故，而且我也知道，那兩次其實都延長為整整一個鐘頭，比平常的五十分鐘還多。」

分析師　「不過，非理性的感覺如何？」

病　患　「好笑得很，我想遲到之初我對時間上的損失反而更氣憤。」

分析師　我就此打住，但我看得出來，他的這個反應和他覺得分析師可能會有所要求有關，而且，遲到等於是替代「不來」的一種做法，而「不來」的情況還是發生了，這表示病患想要憑衝動享有我，就他覺得我會有所要求而言，這是他的焦慮的好的一面。

三月八日，星期二

病　患　「我在想，今天是不是和昨天一樣講不出什麼話來。我之前下過結論說，禮拜五的晤談和其他時段的晤談不太一樣，因為它與之前和之後的晤談都間隔了好幾天。但今天的晤談和明天的晤談之間就沒有間隔。我想說的唯一一件事和家裡有關，是延續兩難處境這話題而來的。我

51

該跟太太坦白我外面有女人嗎？家裡的情況似乎是無法挽回了。照理說，我應該認清事實，別試著要和太太和解。而今我發現，我得趕快做個決定。這女孩已經向我暗示說，她希望我們能住在一起之類的。昨晚在家裡，半睡半醒之間，我一定是把手放到我太太身上了，她馬上把我的手撥開。我瞬間清醒過來，發現她火冒三丈。我覺得碰了釘子，但我什麼也沒說，生氣地背過她去。過了好一會兒，她靠近身子偎著我，這可把我搞糊塗了。她是什麼意思？這實在很怪，這意味著她因為回絕我而過意不去。而且我今天打電話給她時，她的語氣比起這好一陣子以來都要溫和許多。」

分析師　「面對她的拒絕比較容易，不過當她似乎又在意起你來，你又被逼回兩難情境裡，要面對情感上的衝突。」

病　患　「我女友說，她現在想要有個孩子，希望我是孩子的爸。自從她墮過胎後，她一直不孕，如今她覺得這幾年身子狀況好很多，如果真的還能生孩子的話應該趁早生。我對家裡愈感到絕望就會讓她愈樂觀，可是我覺得我太太已經起了疑心，要出手反擊了。」

分析師　「根本的問題在於你認為女人有兩類，你女友屬於沒有陰莖的一類，而你太太大概是屬於有陰莖的另一類。」

病　患　「搞不好我太太也有同樣的想法。她總是很討厭被迫當家做主，而我老要她當家做主。她總想當個十足的小女人。」

分析師　「問題真的來了，要是你娶了這女孩，在未來的十年裡她會變成什麼樣子？」

病　患　「她害怕指使別人。我以前覺得我會漸漸受她擺布，但現在我覺得這種情況不會發生。我以前很容易任人擺布，我想，我是渴望任人擺布，在我太太面前我很難把自己轉為強勢的一方。」

分析師　「要改變會牽扯別人在內的某種模式總是很困難。」

病　患　「好笑的是，像我這樣天生好脾氣的人，總被以為甘願受人支配。」

分析師　「這一切多少和你與姊妹之間的關係有關，你不願意自己是擁有陰莖的一方。」

病　患　「這會兒，我想到兩件事。一件是，你以什麼角色現身？你想支配我嗎，還是怎樣？我有時候會怕晤談是由我主導的。」

分析師　「在這裡，我代表你的女友，她可能有陰莖也可能沒有陰莖，你納悶的是，當你有陰莖時，我作為那個沒有陰莖的女友是什麼感覺？」

52

病　患　「沒錯。所以我和女友在一起有個困擾，就是她把我看成是可以跟她做愛的男性，而不是真的對我這個人感興趣。」

分析師　「照你這樣說，她可以利用任何男人，因為在她努力迴避雙性戀的情況下，男人反映出她男性自我的那一面。她可能對你的男性高潮比對自己的陰蒂還感興趣。」

病　患　「是啊，她對我的高潮特別關心。我常常在想，這實在很奇怪，因為她基本上是個自私的人。」

分析師　「她的性欲目前對你來說特別重要，因為她必須讓你對自己的性能力重拾信心。」

病　患　「我忽然想到，她目前很想要有小孩是為了讓自己當個真正的女人。」（補充：言下之意是，雖然她沒有強烈的女性性高潮，但仍然有當女人的渴望。）

分析師　「所以說，目前你們對彼此而言很重要是一回事，而將來如何則是另外一回事了。」

病　患　「說來好笑，出於一種撒野的心態，我還滿喜歡懷孕這個點子。這等於是向這世界以及我太太宣戰。另外一點是，我覺得生個男娃兒也不錯，我發現我很想要有個兒子。我太太不想再生小孩了，所以我對有個兒子這件事早死了心。」

分析師　「還有一點是，對女友以及對你太太來說，生個兒子很像是給了她們陰莖，這麼一來，你也可以從對陰莖的妄想裡頭解脫。在這一切當中重要的是，你發覺到你對第二個孩子不是男生感到很難過。」

病　患　「是啊，生女兒我很高興，但這多少是單純的否認，而且生女兒讓我覺得我可以更輕易地擺脫我太太。不過我覺得我不配有兒子，所以我樂意給女友一個私生子。這樣做是違反常情，但和世俗唱反調很重要。要讓這世界變得令人能接受的唯一方法，就是去挑戰它。不知怎地，這念頭感覺像撒野，很刺激，讓我心動不已。」

分析師　「先前你提過你順從的自我，而這自我可以說是隱藏了你的真我。你的真我處於莫大的危險之中，因為它只是個有陰莖的小男生，而且因為具有陰莖所以在家受重視。順從的假我把真我藏匿起來，保護它不受預料中的危險侵襲。不過，假我也容許真我藉激烈的反社會行徑、離經叛道、撒野搗亂等顯露出來。」

病　患　「況且，好處是我的這種反社會行徑只是幻想而不是真的。」

分析師　「沒錯，但它非常貼近你真正的男性自我。」　53

病　患　「這讓我想起，目前的問題是從我成為合格醫師，頭一回要以醫師身分做決策並承擔責任時爆發出來的。我沒辦法接受的，就是承擔責任這件事，而我太太也常就這一點對我發牢騷，埋怨我做不了決定。」

分析師　「當你還是個嬰兒，以及當你還是個小男生和姊妹們在一起時，也碰到同樣的情況。這其中有個徵結得仔細瞧一瞧，也就是你母親的態度如何的問題。情況可能是，當你還是小男生時，你渴望與母親有性關係，所以對父親十分畏懼。但你的說法卻不是如此，你的父親還沒在這場景裡現身。我不禁認為，當你長大成具有性興奮而且會做出亂倫的夢的小男生時，你發覺母親對你另眼相待，這麼一來，你大顯男性雄風便是把自己推入險境。你母親很可能也想要佔有你的陰莖，因為這個緣故，你退卻了，所以你並沒有邁入與父親起衝突的下個階段。」

病　患　「我一點也不記得曾經清楚意識到自己是有陰莖的男生，不過，我想，我會把這一切全都忘記是很合理的。童年時光似乎已離我很遙遠了。」

分析師　「說不定你會說出自己有過男扮女裝這種否認男性特質的事。看來，你受不了你的姊妹沒有陰莖的痛苦，因為你對她們另外具有什麼一無所知。我也想提醒你，你有吸吮大拇指的癖好，而且你很需要有個東西可以握著。你從吸吮大拇指而不是握住你的陰莖當中，避開了有陰莖或沒陰莖的問題，這麼一來，你所做的動作便和你姊妹做的動作沒有差別。」

三月九日，星期三

病　患　「今天要談的不是我的事。發生了一件事，把問題給模糊了。昨晚，我因為考量到今晚要和女友去參加一場派對，所以特意留在家裡，我今天還是很可能會去參加派對。但我太太提早回家，還哭哭啼啼的。她去探視過她的男友，他的病情加重──喪失視力，並且昏厥過一次，來日不多了（看來是免不了一死，他患有僧帽瓣狹窄和心內膜炎等毛病）。對我來說，這讓事情變得很複雜。我若是自個兒享樂去就太惡劣了；但反過來說，我太太不肯談這件事，所以我也幫不上什麼忙。我何必為她犧牲卻又得不到她的感謝呢？從前我會願意這樣做，就當作是為上主受難好了，如今我不再那麼甘願為她犧牲奉獻了。不過，我聽到消息時還是很難過，她問我為何難過，我說不上來，多少是因為看見她為那男人難過而難過吧。我也很火大，因為我以前生病時她從沒替我難過，雖然當時我生的是不一樣的病。我多少也是因為這整件事影響到我的生活而難過，此外，也多少因為無形中見識到哀傷而感動。我無法不受影響，這是最大的原因。」

54

分析師　「沒錯。」

病　患　「後來我一直在想未來會怎樣，可能的結果會如何。就某方面來說，我們的關係可能會改善；但反過來說，更可能的是惡化。我太太的生活會突然失去重心，找不到事情讓自己快樂，這麼一來，她會怨我怨得比以前更厲害，而過去她如果對我有怨恨，那怨恨也會被她對自己的行為所產生的愧疚感掩蓋過去。她會更吹毛求疵、更沒有同情心。我幹嘛說這些？這些都只是我的猜測而已。」

分析師　「你不曉得哪個改變會讓情況更好或更糟。」

病　患　「就看可能好轉的程度如何。如果我們之間的關係大幅改善，那麼我就會知道自己想要哪種改變。既然她的男友不再擋在中間，我可能會被逼得不得不說，是她的冷漠把我往外推。這相當合理，但對她來說不成理由。我很想跟她開誠布公來談，就像人家說的男人和男人之間的對話，或者說冷靜理智地談事情，但那是不可能的（這次那男人的病危除外）。我希望她質疑我，這樣我就可以為自己辯駁。她對我的出軌隻字不提實在令人沮喪。」停頓。「我打斷你了嗎？你本來好像有話要說。」

分析師　「你也許察覺到我正在想要不要把某些話說出來。是這樣的，既然你認識那男子，也許你的哀傷是直接針對他的死而來的。」

病　患　「有可能，但我早已排除這個可能性。我想，那比較像是替周遭的人感到哀傷。在醫院裡，我發現我不會對病人的死感到哀傷，我擔心的反倒是如何告知家屬，也許是很怕看到他們聽到惡耗時的反應吧？我很難啟口告知某個男人的妻女她們的丈夫、父親得了重病，要告知某個母親她兒子的死訊尤其困難，而這個人的死亡對我來說似乎只不過是技術層面的事。」

分析師　「你的哀傷被鎖住了，關於你父親過世的哀傷。也許你這種間接的反應是因為這個緣故？」

病　患　「沒錯。父親過世時我一點也不哀傷，這實在很讓人玩味。我或許還沒對這件事感到哀傷。」

分析師　「有兩件事因這男人生病而同時顯現出來。一方面是，你的教養不容許你哀傷，而且目前你也哀傷不起來；另一方面是，就你所描述的看來，你進退兩難的處境加劇了。」

55

病　患　「外頭發生的事情又再次接二連三湧上來，把內在關注的事情給湮沒了，這樣一點幫助也沒有，但卻避不了。外頭的那些事得談一談才行。」

分析師　「有陰莖的女生的幻想還在，看來你很可能覺得你的女友需要男人，相較之下，你覺得你太太自給自足而且具有陰莖。」

病　患　「前一句話我懂，後一句關於我太太的部分我不懂。」

分析師　我承認自己說得含混，並說我想得還不夠清楚，暫且把這個詮釋擺一邊。

病　患　「我注意到這一兩個禮拜以來我很想跟我太太做愛。我所想的和我所感覺到的顯然是兩回事。我以為，既然我的性生活別有出口，那麼我應該會對太太冷淡一點，但事實上不然，當我和太太躺在床上，我會對她有欲望，雖然我的理智告訴我：『算了吧，何必煩她呢。』既然知道她不會願意，也就沒必要跟她求歡。看來，我的欲望，理智的成分較少，本能的成分居多。以前我會說，如果真要做愛的話，對象一定是我太太，這很合理，所以我把性當成一種權利來看待。現在我可以不理會這個權利，反而覺得有種新奇而自然的情感湧現出來。當然啦，我會說還有另一種解釋。在我和女友開始有性關係之前，我就發覺自己陽萎。由於我沒辦法滿足太太，證明不了自己的能力，還有很多疑慮：冒著可能不舉的風險做愛明智嗎？還是說，冒著可能沒辦法全然滿足太太的風險做愛明智嗎？在我知道自己有能力徹底滿足女友之後，我才有辦法把這疑慮拋開。」

分析師　「從前做愛總是一種性能力的測試，現在它比較像是一件自然而然的事。」

病　患　「而且，我不再卑躬屈膝的了，現在我知道我很行，雖然做愛的感覺很不錯，但也不是非要做愛不可的。我現在更是居於主導的位置了。」

分析師　「這和身為家中的男性息息相關。」

病　患　「沒錯，我頭一回察覺到我是個男人。這句話聽起來像是吹噓，吹噓自己的性本領高強，其他事都不放在眼裡，在這裡則是不把分析的進展放在眼裡。」

分析師　「問題是，作為你吹噓對象的我，代表的是誰？我可能是姊妹、父親、母親、兄弟——我想我此刻代表母親。」

病　患　「對，你是母親。我還小的時候，我喜歡證明自己在走路、閱讀方面有進步，我會跟媽媽說：『媽媽，看，我

56 會了。』她會注意到我的進步。在工作上我也是這樣。如果我接了罕見棘手但又令人興奮的個案，總等不及把病例研究清楚，也還沒把診療報告寫完，就會迫不及待地對同事們大聲嚷嚷，就是非炫耀不可。炫耀很令人興奮。」

分析師 「跟母親炫耀。」

病　患 「對，我確定是母親，因為我從乖寶寶的故事輾轉地想到這一點。話說有個小男生夢遺，夢遺之後他衝進父母親的臥房裡大聲說：『媽咪妳看，我沒有用手哦。』瞧，我想直接對母親做的事被掩蓋了。」

分析師 「你的話裡可能也暗示了一些動作。首先，排便這回事很令人興奮；隨後，囤積帶來快感，這麼一來，會招致更大的動作。如果孩子被施以訓練，那麼他就沒有時間自然而然地表現出進步，結果孩子心中便留有某種程度的渴望，渴望回到排便所帶來的興奮裡。我會說，人之所以賺錢花錢等等的，也是同樣的道理。」

病　患 「你可能是對的，但我還是覺得，把還沒完成的事拿出來炫耀，而不等完成之後才拿出來秀，很不合理。我讓自己有出糗的危險，可能因診斷錯誤而臉上無光。我貿然先下結論，然後努力讓所有的資料符合這個診斷。」

「這讓我想起，我大半的童年吃飯時總面臨一種兩難。就是當飯碗裡有我最愛吃的菜餚時，我應該要先把它們吃掉，然後讓剩下的東西索然無味，還是把好吃的留到最後再吃。我通常先把好吃的吃掉。」

（注意！這是第一回合分析的主題。）

三月十日，星期四

病　患　「我沒料到自己記得的這麼少。一開始時我還心裡有數，因為當時我非常困惑不安，話也說得不多。如今我覺得我愈來愈清楚自己在分析裡的狀態啦或什麼的，這就像做夢時你很清楚夢見什麼一樣。」

分析師　「這確實和做夢很像。某個程度上來說，分析時你是處在退縮狀態下。我們可以說分析是在近似於做夢的層次裡頭運作，而比較不是在清醒的層次上運作，尤其當你談的不是真實生活裡的事時，特別是分析開始進行了一會兒之後更是如此。」停頓。「我當然會提醒你。」

病　患　「不，我看得出來，那不是目前的重點。昨天我就覺得這不是最根本的，離開時隱隱約約感到不滿。我模模糊糊地察覺到這其中有支配的意味。我若是把上回的內容忘得一乾二淨，我就會另啟新的話題，這樣會讓你很頭大。我常覺得自己給了你一個很棘手的任務。你如果沒有隨手詳細做筆記，就要跟我看診時一樣，等到看完病人之後，再把腦子裡統整過的內容簡短地記錄下來。」　57

（我不敢在這當口做筆記。顯然，問題來了，他是不是聽見了我做筆記的沙沙聲。）

他繼續說道，這讓他清楚意識到他對我的依賴。

分析師　對於這回事，我是這樣回應的：「無論我有沒有詳細做筆記，基本上都不會有差別。事實上，我必須聆聽，記住你所說的一切以及發生的所有事，並且有一套方法把事情分類並加以整合，無論有沒有記筆記都是如此。」

病　患　他說他希望有天可以回顧自己所說的內容，瞧瞧有什麼樣的轉變發生，目前他特別有這樣的感觸，時常覺得自己大有起色，但卻不明白到底發生了些什麼。

停頓。

分析師　我把上次分析的內容重述一遍。我說，上次末了時我們談到吃飯時好吃的食物應該先吃還是留到最後再吃的問題，隨後他想了起來。我繼而往前追溯，說起乖寶寶的故事，以及他把我當作母親，向我炫耀他在各方面的進步。我也提醒了他，他說他頭一回開始感覺到自己是個男人。

病　患　「新婚期間，我熱切地向全世界炫耀我太太是個不折不扣的女人，不厭其煩地這樣做。」

分析師　「這和你幻想女生有陰莖這回事非常吻合。」（我注意到他開始打起盹兒來，他很可能沒聽到我的詮釋。）

病　患　「這些事都和這個幻想息息相關，我來之前一直在思考這一點。我從女友身上發覺到我能對工作保持高度的興趣。這樣說不盡然，應該說，我和她的關係讓我感到真實，對工作更感興趣，也覺得自己更有男子氣概。這也跟她和我同行所以對我所做的事等等感興趣有關，所以我簡直像是從沒下班一樣，而且就如同我之前說過的，這都是因為我討厭把事情悶在心裡的緣故。」

分析師　「這樣做好的一面是，如果你能找到對的人炫耀的話，你可以大肆炫耀一番。我在想，你現在是不是忍不住想對我說一件醫院裡頭的事。」

病　患　「沒錯，正是如此。首先，我接了個非常有意思的個案，其次是，我今天不知怎麼搞的自作主張地做了一件事，而且我對自己的成果感到相當滿意。事實上，我所做的專科住院醫師可能會很不以為然，但結果很不錯。幫病人照X光時，我把病人胸腔內的體液導出之後，把些許的空氣灌進去，結果X光片的效果大增。」 58

分析師　「這麼一來更有助於診斷。」

病　患　「沒錯，我們靠違規來做診斷，而現在我們可以讓診斷更確切。」

分析師　「那個案是什麼情況呢？」

病　患　「喔，對。」他接著告訴我，那老人因胸腔積水，在診斷上變得很含糊，只能說八成是癌症，但無法證明。於是，他重施故技，又把空氣灌進去，結果那肺的輪廓首度在X光照射下現形。「這法子可是我自己想出來的。」

分析師　「你希望我也能在這裡做出別出心裁的事情來。」

病　患　「沒錯，我希望你有法子讓事情變得明朗，就算耍噱頭也好。」

分析師　「你對我有某種認同；你所從事的工作和我所從事的工作有其共通性。或者我應該倒過來說？」

病　患　「你所說的我不是全懂。事實是我對治療這個案感到興奮，說不定最後我們會發現，那癌症是可以開刀治療的。」

分析師　「你是個優秀的外科醫師嗎？」（我是故意這麼問的，考慮到他之前提起過半夢半醒的狀態，還有耍噱頭這個詞。）

病　患　「你這麼問，引發我某個古怪的想法。這類關乎工作的問題，你以前也問過我，每每讓我很吃驚。你是基於興趣才當分析師的嗎？還是碰巧走上這一行？或者另有原因？你認為我能力不足嗎？我可能會氣你這樣問。不管怎麼樣，你這樣問讓我大吃一驚。我多少有些開心，也多少有點生氣，這讓我覺得談醫院的事是錯的。」

分析師　「問題是，我現在代表的人是誰？也許是對醫院裡的事一無所知的尊夫人？」

病　患　「對，或者更像是我父親，某種類型的審查者。」

分析師　「當然，我知道我的言詞越過了分析的界線，不算是好的分析技巧，不過你一直在應付半睡半醒的狀態。」

病　患　「我真的樂於接受，我真的很歡迎可稱為精神分析捷徑的任何做法。」

59　分析師　「事實是，我叫醒了你。」（我這樣說是考慮到他希望我耍噱頭這個警訊，但我不認為希望我耍噱頭是他對我過去的作為最主要的反應。）

病　患　「沒錯，這種事很讓人生氣，就像在醫院值班半夜被叫醒一樣。並不全然是睡眠不足的問題，而是擾人清夢叫人火大。這倒讓我想起老一輩中國人的觀念，他們從小被教導說，人睡覺的時候靈魂會出竅，所以睡到一半突然被叫醒是很危險的，因為這麼一來，出竅的靈魂就永遠回不到醒過來的身體裡頭了。」（此處其餘的內容遺漏了。）

分析師　我重申一些看法，說分析的基礎某種程度上來說一向有賴於沉睡與清醒的交界屬於夢的那一端，並說，他顯然正好來到了睡意和醒轉同時向他招手的地帶。

（他察覺到時間快到了。）

病　患　「這就像時間快到時別扯出新的內容以免碰釘子一樣。如果說出新的內容卻沒有時間處理它，這樣是很冒險的，感覺起來像是真有危險存在。」

分析師　「上次分析末了時我的確感覺到你不希望時間結束，所以說，時間到了我喊停是會令你受傷的，這就好像我突然把你搖醒一般。」

三月十四日，星期一

病患遲到，但因為與牙醫有約，所以必須準時離開。

病　患　「唔，我覺得一開頭一定要稍微有點空檔才行。我要說一件真實發生的事，如果我一來就開始說，像是迫不及待一樣，好像很不妥。有真實的事件要談時，就沒有時間談夢、討論夢了。談夢需要有閒情逸致。我和女友之間有個新的狀況，我昨晚跟她約好要見面，當時我在醫院值班，原本說好她十點鐘來醫院與我會面，但她不守時，我開始疑神疑鬼、心煩意亂，我實在很驚訝，沒料到自己會心情不好，因為就情感上來說她對我沒那麼重要，只是對我很有用而已。也許她並不想赴約，或者是覺得見不見面都無所謂，直到十一點半才姍姍來遲。我馬上和她做愛，隨後便陽萎。這多少和她提不起勁有

60

關，而且我動作也滿粗魯的，這就像我一到這裡就馬上要開口講話一樣，剛剛一開頭我就說過我做不到——那樣很粗魯。我開始感到焦慮，難道她對我沒有用處了嗎？我跟她在一起很愉快是因為她讓我重拾自信，如今情勢丕變。陽萎的狀況會持續下去嗎？現在如果不等到做愛完，我便沒辦法和她自在地聊天，所以我又開始對我們見面有何意義感到茫然。」

分析師　「你心裡在生悶氣，這氣憤對這問題無異是火上加油？」

病　患　「我以為，除非她人就在我身邊，不然我不會在乎她，因為只要我想見她她就會來。而今我必須面對她不想任我呼之即來的可能性。之前，我從沒想過要和其他男人競爭。如果她沒空，我只會覺得她有別的事要忙。」**停頓**。「我感到陷入兩難，一來是我發覺性愛真的很重要；二來是，其他的事似乎更重要。」

分析師　「在你能達到『平衡』（他的用語）之前，你真的需要能在性這方面建立起自信心的經驗。」**停頓**。「你需要對自己的性能力有信心，之後你才能夠顧及平衡這回事。」**停頓**。「在這裡，就我沒辦法做出你想要的詮釋這一點來說，你讓我變得無能，因為我不曉得你想要的詮釋是什麼。」

病　患　「在我往下說別的事並把這件事忘記之前，我想確定自己沒有白費口舌。」

分析師　「你得靠我把這件事記住，並在適當的時機提起它。」

病　患　「我不想魯莽，在她還沒暖好身之前便自己先行完事。」

分析師　「在這裡，你把你的分析師當成那女孩，而她應該已經暖好身了。更正面來看，我們可以說，從昨晚的事看來，你通常會為了女友在前戲上下功夫。要是她一開始就很亢奮，那麼這亢奮便是她來見你之前遇到的其他事所挑起的。」**停頓**。「這讓人想到她有其他男人的存在。」

病　患　「我正在想別的事。」**停頓**。「怪的是，我來的時候還滿有精神的，但突然間卻變得很睏。顯然，跟你說完才發生的事情之後，我會等你回應。」**停頓很久**。「我想再開口說話，但實在很睏。如果我換個話題談，之前說的不就白費唇舌了。先前說的話得先處理，如果要我重新說一遍，我會什麼也想不起來。我有一種感覺，覺得你什麼都不想講，好像有話藏在心裡似地。」

分析師　（我根本不曉得要詮釋什麼。）「打從我被當作那女孩起，問題就來了，那女孩說了什麼？或者換個說法，她會怎麼說？」

病　患　「我感到進退兩難，不過回答她會怎麼說對我比較容易。我很焦慮她單方面已經不需要我了。我以為自己是逢場做戲，可以盡情享受一段彼此都毫無所求的關係。我跟她說，她沒現身我很難過，而且我的口氣像是在抗議，聽起來很悲慘。我也告訴她，打從我太太的男友舊病復發以來，我太太現在對我是完全不聞不問了，我根本沒辦法跟她說上話。我女友說：『你想要的是被人愛。』我不想讓她知道我情感上的需要，就這方面來說，我太太扮演了母親的角色，我不想那女孩也變成這樣。如果她也變成母親的角色，我們的關係會淪為依賴。令人滿足的關係應該是彼此平等的。」

61

分析師　「看來你和女友的關係正在變化當中，這關係目前已不僅止於生理上的滿足而已。這女孩在你眼裡成了活生生的人，而你對她而言，也是有血有肉的人，而陽萎則是這個轉變的徵兆。」

病　患　「我似乎是直到現在才關心起她的需求是什麼。事實上，她很想擺脫滿不在乎的個性，她一直很渴望有長久的關係，我對她能不能做到很持疑，她對我也沒把握。她很希望我在她身上孤注一擲，兩人長相廝守在一起，但這真的是行不通的。我先前幾乎是對她撒謊，說要怎麼一起渡假啦等等的，覺得這只不過是一場戲。昨晚她察覺到我們對彼此的依賴之後，她更渴望維持長久的關係。她如今二十八歲，想要有孩子，但我實在沒辦法就這樣拋下我太太。」

分析師　我延續之前的主題，說他的陽萎透露出與女友的關係更形開闊，而他之前的性能力和特定類型的關係息息相關。從餵食及嬰兒期的觀點來看，也可以得到同樣的結論。就理論上來說，嬰兒一出生只有本能，得過一段時間之後才與人發展出關係來，從此之後，本能便不可能得到全然的滿足。

病　患　「我覺得自己已經到達了某個階段，我再也沒辦法待在假相裡頭，必須考慮到諸如她能不能給我更多東西的疑慮。她的個性實在是滿膚淺的，所以我對這關係的進一步發展感到絕望。」

三月十五日，星期二

病　患　「我記不得昨天說了什麼。我依稀記得昨天很想說些什麼，但時間不夠用。」

停頓。

分析師　「需不需要我提示一下？」　62

病　患　「我真的不曉得。」

分析師　「我們確實提前結束，因為你和牙醫有約。你希望我對你說的一些真實發生的事做詮釋。」

病　患　「對，我努力幫助你做出詮釋。話題一直繞著對突如其來的陽萎的感覺打轉。問題是這個情緒經驗有沒有什麼用處。」

分析師　「你感到焦慮是因為你察覺到某個階段的結束，陽萎意味著你和女友的關係更開闊了。」

病　患　「昨天我離開之後，這些感覺一直延續著。看完牙齒我就回家，心情很鬱悶，想到我太太死氣沉沉，沒什麼好指望的，然後我感到全面的陽萎，對女人完全興趣缺缺，和幾天前的興奮比起來，簡直天差地別。沒想到我太太竟打算外出看電影（在這種情況下，這病患就要在家帶小孩），我心情大好，至少家裡的氣氛就不會那麼緊繃了……我應她的要求打電話到醫院詢問她男友的病況，結果發現他的情形並不如她所想的嚴重，我馬上又更開心了，進退兩難的窘境暫時擱了下來。她回家時，我告訴她所打聽到的消息，她鬆了一口氣，但隨後我的心情又鬱悶起來，而且比先前更嚴重。我實在搞不懂自己怎麼會這樣，除了說這麼一來女友那一方的衝突會更鮮明之外。抉擇的時刻就快要到了，而我跟那女孩在一起不是挺開心的。我向太太暗示，有沒有可能分開各自渡假，她欣然接受這個提議，出乎我的意料之外，所以我又陷入進退兩難的窘境。我發覺自己還是很依戀太太，比我願意承認的更甚，儘管這讓我很絕望。」停頓。「看來，情況還是跟昨天一樣。我在想，你會記住這些嗎？恐怕我並沒多說些什麼。」

分析師　「我只是很納悶，為何我會無話可說。」

（於是我回顧昨天談話的內容並提及他的兩難：怎麼繼續利用那女孩，但同時又不致陷入更開闊的關係及相互依賴的糾結之中。）

病　患　「還有另一件事，我遲遲沒說出來是因為，我想知道繼昨天所做的之後我們有沒有後續的動作。有個問題來了，我的下一個工作是什麼？有個想法是秋天時我應該還會留在同一個單位當專科住院醫師。好處是薪水增加了，而且治療可以持續下去。不過這還有待決定，我想這工作我可以應付得來。這就是我來的一路上腦子裡想的事。我發現這件事讓我很興奮，所以我把它列入考量。」

63

分析師　「你這個想法顯示出你真的有所轉變，尤其是從你先前是在必須承擔責任的時候首度出現病兆這一點來看。」

病　患　「而且這意味著可以少做一些新手的工作，目前把目標設得更高是很安全的。」

分析師　「這工作被納入考慮多少是拜分析所賜，你希望我也跟著你一同興奮。」

病　患　「對我目前來說，給新手建議會比自己親自上陣來得容易，因為同樣的工作反覆做了兩年之後，一切都變得相當無趣。」

分析師　「你將來也要負責教新人嗎？」

病　患　「對，但問題是，我夠老練、夠資格教別人嗎？以前我不夠老練也不夠有自信，不敢指導別人。」

分析師　「這職位是實習專科住院醫師嗎？」

病　患　「對。目前負責這工作的人能力不如我好，經驗也不足。」

分析師　「你是在告訴我，大致的性能力是不會因特定的一次輕微陽萎而被抹煞。」

病　患　「你昨天提到我忌妒男人，這種感覺幾乎從沒出現過。但我上回陽萎的前一晚，這感覺開始冒了出來，縱使它只是忽隱忽現。但這感覺叫我噁心，我不喜歡和男人競爭。」

分析師　「當你知道自己比別人強時，與人競爭似乎就不成問題。」

病　患　「反過來說，我不喜歡在不平等的基礎上競爭。」

分析師　「在分析室裡頭，對你來說重要的是，要不就只有我們兩個，就像你還小的時候獨占母親一樣，要不就是有三個人，而第三者已經被判出局。」

病　患　「現在我懂了，當我跟太太在一起時，我不承認有情敵的存在。跟女友在一起時，即便我知道她還有其他男人，我並不把他們放在眼裡。知道有其他男人可以互別苗頭我還滿樂的。在這裡接受分析時，我妄自以為沒有其他人存在而竊喜，拒絕承認在我之前和之後都有人前來接受分析。我巧妙地迴避等在門邊的人，只有偶爾碰巧撞見時對他們視若無睹，根本否認他們的存在。」

分析師　（以下這段話失去了準頭。）「當你能夠承認有三個人存在，你會因為第三者持有敵對的陰莖而鬆了一口氣，這麼一來，你就不需要女人有陰莖這念頭。」（此時病患酣聲大作睡著了。）「上回，你若不是因為我因時間到喊停而生氣，就是因為牙醫擋在我們中間而生氣。」停頓。（約莫三、四分鐘之後，他醒了過來。）「你睡著了吧，我猜？」（他承認，我把詮釋重述一遍，當他開始聽懂我的詮釋時，睡意已全消。）

64 病　患　「怪的是，昨天我在想，牙醫師的地位明明比分析師矮一截，但我卻要比來接受分析時更小心翼翼地準時赴約。我覺得那牙醫很無理，竟要我一分不差地準時出現。」

分析師　「牙醫會注意到你準不準時，因為你不常上牙醫診所……雖然你大概都有得等。」

病　患　「沒錯。」

分析師　「不過，最主要的原因是我們的分析被那牙醫打斷，而在你的想像裡，他是個危險人物，可能因為你出於食人的衝動和意念——某種閹割的形式——咬了他而用拔牙來懲罰你。」

病　患　「沒錯。」

三月十八日，星期五

病　患　「來這裡的路上，我有種什麼都不想說的感覺，覺得還是由你起頭來問我問題比較好。」

分析師　「好，把所有的責任都丟給你也是很怪。你記不記得昨天談了些什麼？這念頭和昨天的事有關嗎？」

病　患　「無關，我只是有這個想法。我覺得最近幾次的分析我沒什麼貢獻，沒有很多話說。所以，如果你負起責任，你就不能怪我讓分析原地踏步，搞不好還有很多其他的原因。要負起一個鐘頭該怎麼進行、要決定說什麼有利、什麼不該說的責任實在很沉重，更何況還有很多事說出來後竟變得無關緊要！有些事我也不想提。之前我總以為，我應該知無不言，言無不盡，不過一有更多念頭冒出來，我就必須找理由壓抑。我現在感到一陣興奮，我想到一個問題：『誰來當父親？』」

分析師　「當真！？」

病　患　「我對自己身為父親的角色感到焦慮，擔心你對於我當父親有什麼觀感。有個變化正在發生，就是你變得比較有人情味，也比較不像是純粹的分析師。這個改變也是全面的，我更能察覺到我說的話給對方帶來什麼影響，這和在分析裡講話很不一樣。而且，我跟我太太說話很困難，尤其是當我很怕自己一時疏忽說了什麼不該說的而引起軒然大波，所以講話必須字斟句酌的時候。」

分析師　「你只是逐漸發覺到，挑什麼話說是你焦慮（抗拒）的來源之一。」

病　患　「一開始的時候並沒有壓抑的問題，我有很多話要說，然後我不是忘了，就是睡著了。這些法子現在有點失靈了，所以，如果某話題會讓人不快，我就得換個新法子才行。」

分析師　「我現在在你眼裡簡直和你太太沒兩樣了。」（此處做這

65　個詮釋疑有不妥。）

停頓。

病　患　「還有一件事，我還有另一個法子，就是腦子裡有很多零零散散的念頭，無論單挑哪個來說，都平淡無奇又太瑣碎。」

分析師　「你可以舉個例嗎？」

病　患　「這麼說好了，剛才就閃過數鈕釦的念頭，這念頭就瑣碎得不得了。」

分析師　「你對數鈕釦這三個字有任何的聯想嗎？」

病　患　「不，現在沒有，有的話只是我和我太太及岳母談論過衛兵制服上的鈕扣有幾顆。我不曉得不同衛兵團的制服鈕釦數目不一樣。」

分析師　「至於數數兒這回事呢？」

病　患　「喔，我女兒正在學數數兒，很喜歡玩數鈕釦、數物品等的遊戲。我還想到數羊，我失眠時從不這樣做。」

分析師　「鈕釦的意念近來在分析裡出現過，你記得嗎？」

病　患　「不記得。」

分析師　「你說瓊斯的文章裡提到孩子咬鈕釦的舉動是出於食人俗的殘忍。」[65-1]

病　患　「哦，對！」

分析師　「而且碰巧上回分析末了時我們提到牙醫，而牙醫很容易讓人和想像中為了報復被咬而打落對方牙齒的人混為一談。所以數鈕釦若不是要確保所有的鈕釦都原封不動地

65-1　參見原文第24頁（中譯第50頁）。

在那裡好讓自己安心，就是凶殘地掠食無度之後對被吞下肚的鈕扣負起責任。」

病　患　「喔，對！我腦子裡還想到所謂的『肚臍眼』，也就是打赤膊的意思。剛剛談鈕釦時我想到了乳頭。在我想到肚臍之前，已經先想到乳頭了。」

分析師　「那麼問題來了，你腦中浮現成雙的乳頭，還是兩次都是一個？」

病　患　「這就是兩難之處。嬰兒很難決定要先吸吮哪個乳房。」（在這當兒，病患彷彿嬰兒似地重新體驗吸奶的過程，他把右手拇指放入嘴裡。他向來習慣吸吮左手拇指。）

分析師　「這想必是算術的開端。」

病　患　「二也可能意味著母親和我。」　66

分析師　「還有個問題是，嬰兒是在某個時間點上發現乳頭有兩個的，但在此之前（無論何時）嬰兒認為乳頭只有一個，也就是說同一個乳房重複出現。」

病　患　「對我女兒，我總是不厭其煩地幫她洗澡，想趁早在她生命裡佔有一席之地，就我記憶所及，這想法來自我父親。他說他會盡早加入照顧寶寶的工作，好讓他的寶寶認得並接納他為父親，也藉此宣告自己身為人父。由於各種原因，我對二女兒沒那麼盡心盡力，所以對她感到愧疚。我不禁暗想，她會像我大女兒一樣認得我是她父親嗎？」停頓。「我現在有股衝動，想藉著不講話、也不說出我的想法來懲罰你。」

分析師　「關於這一點，首先，你得培養出忍住話不說的能耐，並發現我其實沒辦法神奇地看穿你的心思。」

病　患　「分析時如果我懲罰你，你可以稱病或乾脆以不現身來懲罰我，你有法子把我整得很慘。」（衝動最直接的一種回擊。）

分析師　「這是精神分析用以牙還牙的粗暴方式來報復的威力——你睡著了嗎？」

病　患　「我想任人支配，這麼一來，我可以閃到一邊去，避開懲罰，也不必忍住話不說。我不想懲罰任何人，不過我最近變得多少有點控制不住脾氣，這情況有種承認競爭的意味。」

分析師　「你正從以牙還牙的報復逐漸過渡到被父親擊敗這個人性化的概念當中。」

病　患　「對……對……」（睡了又醒，大概沒察覺到自己睡著過。）「懲罰有很多不同的形式。就醫院裡普通病房的病人來說，讓他們等很久可能就是處罰的一招。這就像抄課文一樣。」

分析師　「你想到了學校裡的處罰？」

病　患　「對，但我在學校裡也會躲避處罰。我所就讀的學校很少處罰學生。」

分析師　「因為你找不到母親之外另一個以人的面目出現的敵手——父親，而且由於父親是你另一個版本的母親，所以你得從母親身上找敵人，而這敵人有時候純粹就是她拒絕扮演她的角色一事上，就像你所認為的一樣。」

病　患　「『拒絕扮演她的角色』這句話正好就是我對我太太的感覺。她就是擺出這種態度，不關心我，也沒同情心。我是兜了一大圈才發覺這一點。」（這病患總覺得自己間接得出的想法更有說服力。)「跟女友在一起時，我很難直呼她的名字，尤其和她做愛時，我更是記不起她的名字，腦子裡冒出來的總是我太太的名字。大致說來，我已經不用受洗名自稱，雖說前不久住院時我曾稍微用過。這可以說是對親密的否認。」

67

分析師 「我想，你是拐彎抹角地提到你對令堂的稱呼。你大概不用她的受洗名稱呼她吧？」

病　患 「我可能偶爾用過，不過那只是因為『媽咪』這字眼我說不出口，那樣的叫法親暱得恐怖。所以我乾脆什麼稱呼也不用，好把這困難遮掩過去。我也用同一招遮掩類似的困難，一概不用名字稱呼人家。」

分析師 「『媽咪』這字眼是『露骨』了點。讓我看看，你母親的大名是什麼？它有特別的意義嗎？」

病　患 (說出母親的名字。)「沒有，沒什麼特別意義。」

分析師 「你父親用那個名字稱呼她嗎？」

病　患 「唔，很少——通常叫她『媽咪』，和我太太在一起兩三年之後，我也傾向叫她『媽咪』，還因為自己這樣叫她而自責，因為我覺得她會不高興。只有在孩子在場為了形容她的特殊功能而給她一個名號時，這樣的稱呼才合理。用這種稱呼是不把她當太太看。我會刻意用她的受洗名，我覺得她偏愛人家叫她這個名字，但她沒有明說。這是把她當某種功能看待，還是當人看待的問題。相較之下，叫我母親『媽咪』還不成問題，但用她的受洗名喚她就顯得冷淡而疏遠了。」

分析師 「你記得我們一開始的情形嗎？你把我當分析師看，還是把我當個人看待？你跟我說話時從沒真正直呼我的名字。」

病　患　「用非特定的稱謂比較方便。」

分析師　「你察覺到這一切的背後隱藏著一個危險。我會這樣說：如果你失去乳房，你也面臨到失去嘴巴的危險，除非你讓你的嘴巴和乳房沒有親密接觸。」

病　患　「我沒聽懂……」

分析師　「也許我的想法跳得太快——不過……」（我重複一遍詮釋，並指出他偏好用睡覺來解決這個衝突。）

病　患　「來這裡之前我在想：『如果我改變態度，要求你先開口說話，這會和我和女友之間的轉變很像。』好一陣子之前，你提到我把自慰的幻想行動化出來，你這想法把我給嚇壞了。我希望每件事都是真實的，不是演出來的。我從純粹只是幻想，慢慢轉變成把幻想說出來，然後我達到了把幻想外化出來的程度，而這依舊不真實；如今，這幻想不再只是一種言談，而是一種行動。」

分析師　「就使用嘴巴這回事，你做到了把說、演、幻想三者融合在一起。看來，你父親很早便進入了你的生命，遠在你會數到二之前，或者在你只會數到二但依舊用嘴巴去愛、並且對乳房充滿愛意的時候；假使他是和你區分開來的另一個人，他就是你因為嘴部活動招致以牙還牙的報復而心生恐懼時所害怕的那個人。這意味著他會讓你的嘴失去乳房，而這是多麼嚴重的危險，以至於你必須藉由睡著及其他法子來避免嘴與乳房有親密接觸。這個過早介入妨礙了你，使得你在後來的階段裡沒辦法把父

68

親看成會懲罰你、會在你對母親充滿愛意而勃起的幻想中把你閹割的人。」

三月二十二日，星期二

病　患　「唔，我想從今天傍晚發生的事開始說起。我早和女友約好今晚外出，我不想讓我太太知道。我很想跟她說，但我曉得這不會有好處，只會起摩擦而已。我知道她很期待今晚能外出（病患就得在家帶孩子），但我還是打電話回去說我今晚不回家。我太太氣炸了，掛我電話，表明這件事沒得商量。我也氣得發抖，也許是沮喪，到現在已經過了三個鐘頭，氣還是沒消。我當然不想在目前驟然挑起事端；但另一種可能也很極端，彼此相安無事表示我得放棄女友，所以我陷入了兩難，要繼續沒完沒了的爭吵，還是溫順地回歸家庭，儘管我和太太之間已經冰凍三尺。我和女友的關係並不理想，但就目前來說這關係本身已經很令人滿意了。」停頓。「這很像我們之前談過的另一個問題。你怎麼看待這類的內容呢？」

分析師　「這關乎一件事，就是你仰賴我來幫你整合目前在你生活中整合不了的這兩面，一面是你和太太的關係，它包含各種可能的狀況，好壞都有；另一面則是和女友的關係，你能夠從這段關係中得到立即的滿足。」

病　患　「看來，我現在比以前更瀕臨非得跟某一邊決裂的情況，所以我更加不安。」停頓。「我有兩個選擇，一個是家庭，而這個家只徒留空殼，我和太太之間沒有友誼，也就是說，彼此斷絕了關係，所以很不真實；另一個是和女友在一起，雖然和她的關係裡有很大的成分是想像出來的，我知道這關係帶有浪漫的色彩，也比較真實。雖然和我太太一直僵持著，但我不想拋下這一切不管。不知怎地我還懷有一絲希望，雖然我不相信會有什麼結果。我可以了解我太太的想法，但我沒辦法接受她冷漠的態度，而且，事實上，我根本沒辦法和她商量任何事，全都得看她的臉色。她掛我電話，擺明了一切免談，我當然很火大。」

69

（這段話佔了大約二十分鐘左右。）

「我有理由不再多說下去，我不想整個鐘頭都在談這件事，但是不讓我發洩一下我沒辦法說別的事，這件事留下了太大的陰影。」

分析師　「你還處在被她掛電話的情緒波動裡，可能是氣憤，就像你說的。」

病　患　「對，被掛電話——我又陷入了陽萎的狀態，拿她一點辦法也沒有。我應該不受影響，或者一派輕鬆地說這都是她的錯，但我氣的是我自己，我或許是氣自己被激怒。」

分析師　「你會發覺到，你太太的敵意原本是針對分析而來，如今你轉而覺得她的敵意是針對你和女友之間的關係而來。」

病　患　「沒錯，這擾亂了一個更根本的問題。」停頓。「我原先期待，你總有辦法可以處理這些事，把問題統統解決掉，但當然你辦不到。」

分析師　「從某個觀點來看，你正處在沒有其他男人存在的三角關係裡。潛在的恨是介於兩個女人之間。」

病　患　「起初那女孩並不在意我太太，這段婚外情原本無意要有結果。然而如今她想要從中獲得更多，她很怕再度失望。但我們倆對維持長久的關係都有疑慮……我發覺她的請求、她對我的依賴、還有她直接表達出來的需求，都令我很興奮，所以我們走進了一條死胡同裡，愈陷愈深。我是被逼著從兩條死胡同裡選一條走。」**停頓**。「況且，在我處理和她之間的關係時，有新的狀況冒出來。她其實有別的男人，尤其跟其中一個走得特別近，我漸漸發覺到，要和另一個男人較勁並設法剷除他很令我興奮。對男人有這種感覺確實很新鮮。首先，這種敵對的狀態很新鮮，那多少是我挑起的；其次，一想到要為了某個女人和另一個男人決鬥，我馬上興奮不已。在以前，這種事我可是招架不住的。」

分析師　「就某方面來說，你始終在尋找那個讓你出於對某個女人的愛而恨之入骨的男人。追根究底，這男人是父親，是你從未發覺的父親身上陌生的一面，尤其是他刻意在你很小的時候便走進你的生命裡，把自己塑造成還是嬰兒的你的另一個母親的情況下，你更是難以察覺那一面。」 70

（在這當兒，病患一隻腳落到地板上。）

停頓。

病　患　「還有另一個因素我從沒真正在這裡談過，就是我和女友之間的性生活。我和女友歡愛時的興奮和滿足，遠比我和太太關係還不錯時行房所感覺到的還要更真切強烈，這多少要歸功於我接受分析之後的改變。問題是，我一直有個念頭，如果治療卓有成效，我太太要怎麼跟上我的腳步呢？還是說這一切都白費了？我原先並沒有想到這一點。我之前以為，只要我有起色，我就能應付我太太。而現在我必須去面對我的改變可能會讓她變得憂鬱這個想法；她的情緒很可能會因此惡化。有太多事是沒辦法直接和我太太談的，她甚至不期待有性高潮，所以在她眼裡性愛並不是愉悅的。但問題是，這可能是我的錯。她之所以會這樣，很可能是我最初的笨手笨腳以及難以達到性興奮所造成的。要是有人能就這檔事和她好好談一談，情況或許會好一點。假使好轉意味著必須捨去性生活，那我可沒辦法接受。我太太說過，我別再奢望能和她燕好，但這大半是因為過去做愛的經驗很讓她失望的緣故。她暗示過她瞧不起性這回事，她覺得性是不入流的。我想，她和她男友之間的關係就如她所說的，是純精神性的。我替她感到惋惜，但她一定會排斥我愈來愈能給予的愉悅和興奮。要是我痊癒了，會面臨一種狀況，我會覺得她有點不對勁，但卻根本沒輒，而我能讓她滿足的想法會把她嚇壞了。她的問題到目前為止都被我病了這個事實所掩蓋，而在我生病之前，她在性方面從沒得到滿足過。」

三月二十三日，星期三

（一開頭時先在時間上重做調整。）

病　患　「我腦子裡接著想到的是，我的問題本質上起了古怪的變化。最開始時我沒意識到什麼特別的症狀，只是覺得工作做不來或沒辦法承擔責任。如今工作其實已不是問題，雖說我不覺得自己發揮了最大的能力——說不定這和工作的性質有關。問題現在都是繞著個人及性方面的困擾打轉。我太太很難了解性和個人方面的問題才大，她覺得那些都是小事。但就目前來說，這問題重要無比。我就是想談談我太太的態度，我不曉得為什麼，但現在似乎是提這事的好時機。我以前一直不願承認性才是最核心的，也許它始終處於休眠狀態，直到最近才甦醒過來。近來我更願意去認清，唯有個人方面的問題才是真的。我赫然發覺到，我之所以無法承擔責任，癥結在於自己在性方面的不成熟。」

71

分析師　「你沒辦法在一開始時便表現出更明確的徵狀，是因為當時你還不是以人的姿態現身，沒有性方面的困擾。直到你能以人的姿態現身，你才會出現個人方面的症狀。」

病　患　「我和太太的性生活一度還滿平順的，但我現在發現，在行房那當下，我察覺到自己很冷靜，會想到一些無關緊要的事，沉溺在自慰幻想裡，以便刺激自己射精。和那女孩在一起的時候，情況完全不同，做愛是很自然的一件事。我太太一定意識到（也許是潛意識裡意識到）我們做愛常不了了之。如今我面臨了兩難的困境，但也懂得了做愛是怎麼一回事。在理智上和就社會層面來說，我還是想要我太太。不管怎麼說，跟那女孩做愛真的很棒，只是在社會層面上會有一些糾葛。」

分析師　「沒錯，你的問題大了。」

病　患　「我太太不可能容忍我另有女人——這行不通的。那女孩同樣也不會接受我腳踏兩條船，她解決這同一個問題的方法，是和很多男人上床，但她也發現這不是根本的解決之道。」

分析師　「你身上發生了一些轉變，比方說，你正開始把男人視為對手，而且你逐漸意識到你幻想中的女生同時具有陰莖和陰道。」

病　患　「看來，除非我太太的狀況有改善，或是與女友的情感狀態趨於穩定成熟，否則我很可能會和很多女人雜交。」

分析師　「要不是考慮到這樣講會顯得很無情，否則我們大可說，你向來需要的只有你太太，其次是女友，最後是將來遇到的一個能讓問題永久解決的女孩，但你擔心兩個倒臥在地的受傷女人未來會如何。」

病　患　「我曾發現女友在哭，覺得自己要負起責任——這樣說可能顯得虛榮——但她說和我聊一聊幫助很大。」

分析師　「感覺到有女人愛你，可能因你而受傷，讓你覺得自己很有價值。」

72 病　患　「對，所以我太太掛我電話讓我心煩意亂。那不是純粹惱火，我也感覺到她的忌妒。我只是瞎猜而已，但我想她已經知道那女孩的存在，她可能覺得受傷害。」

分析師　「所以她是愛你的。」

病　患　「我想像自己很晚回到家卻被鎖在門外的景像——只是幻想罷了。我回到家，發現她已經睡了，這和冷戰沒兩樣，因為她一定知道我進家門了。我知道發生了很多滿足了我的虛榮心的事，我得小心為妙。我一向很樂於助人，大家都認為我很有同情心。我女友說，我是她認識的第一個能接受多重性伴侶、同時又溫和體貼的人……我是不是太心軟也太替人著想了？我突然想到，我很討厭被拒絕，就像在舞會上坐冷板凳會讓我心情很糟。」

分析師　「從某個極端來說，你是被愛著的，所以當你得二選一時，你一定會傷害到人。說不定這就是你童年早期的縮影。」

病　患　「倒不如說，我無法作抉擇是因為不想錯過任何事。其實，我昨晚一直在想，我發覺自己在小事上做決定沒什麼困難，我相信神經質的人就是這樣。就像我對女友說的，我只有在重大事情上做決定時才會猶豫不決，要做出重大決定是有它實際的困難度，而現在，我生平頭一回覺得自己可以應付未來。將來肯定會有很多的憂慮和痛苦等等，但我能夠應付得來。我覺得這是兩年的心理治療的成果。」

分析師　「你是說你覺得自己能下決定，只是不管下了什麼決定你都會傷害到人。」

病　患　「對我來說，傷害到別人就等於是傷害我自己。」

（從他的語氣可聽出他的言下之意是，他之所以會在乎傷害別人，與其說是怕別人受傷，不如說是怕自己受傷。）

「我想，我是把自己的狀況投射到別人身上。」

分析師　「當你女友說到亢奮中的情人們不顧她的感受時，她的意思很可能是他們沒有設身處地為她著想。如果可以搞清楚他們有沒有讓她得到性滿足，還是他們只顧自己情欲的快感，會相當有意思。」

病　患　「是啊，我想，他們確實也關心她是否得到性愛上的滿足，但也就僅止於此。」

分析師　「你做抉擇會傷害到自己這件事還關乎一點，就像你說過的，把其他人淘汰掉你會錯失一些東西。」

73 病　患　「原來我會自慰是因為我對雜交有種需求，藉著自慰，雜交的需求解決了，也不會引起人際上或其他方面的糾葛。戒不掉自慰的原因在於不想因為選擇而錯失任何東西。」

分析師　「在我看來，這似乎和我們說的總和以及算術的開端是一貫的。」（我簡要地重述他女兒學數數兒，以及關於到底是同一個乳房重複出現、還是一對乳房的概念、或是母子兩人等等的全盤詮釋，我說得很仔細，因為他顯然是一副從來都沒聽過的樣子。）

病　患　「真好笑！我全忘了，不過是三天前說的，竟然毫無印象，完全一片空白。」

分析師　「除此之外，你或許還記得曾跟我說過，你父親很早便進入你的生命裡，所以父親之於你形同女性，這最終讓你難以把他視為男性。」

停頓。

病　患　「我在想，我拋出太多問題了，我感到很愧疚。為什麼我會覺得自己這樣做錯了呢？我推測，我會這樣覺得是因為，我常發現實際發生的事在分析裡頭沒那麼有用，我在想這看法是不是有道理，有沒有必要。」

分析師　「我看不出這看法有道理的原因何在。」

病　患　「除非實際發生的事情——（在這當兒，他把一隻腳放到地板上）——和人格發展比較沒有關係，而是腦子裡想的和人格發展比較有關係。也許它們都與個人無關。不過，當下的事就像夢一樣，不可能與個人無關。」

分析師　「你在分析裡以各種不同的方式利用我。今天你想到的方式是希望我幫你統整分析內容等等，但你還有其他更特定的方式。你會想起自己一度把我當作是你太太，後來又把我當成你女友，然後在某個重要時刻，我做了這個詮釋，而在此之前我曾做了個不當的詮釋。」（我提醒他這些細節。）「目前似乎邁入了新的階段，我變成了夾在你和女友之間的那個讓你耿耿於懷的男人。」

病　患　「所以我向來說的都是吹噓。怪的是，這幾天以來我一直覺得『我應該見見那個男人』，也就是我女友生命裡另一個最重要的男人，我可以扳倒他。先前當我沒察覺到性方面有困擾時，不覺得有必要和幕後那個男人會面，而且我不想只是因為應該要談而去談我把你視為那男人這回事，但如今，由於我能夠吹噓和炫燿，這整件事更是切中了要點。」 74

分析師　「在這個分析裡頭的負向移情一向是少之又少，但我們目前正好碰上了，分析必須能夠包容它的存在。愛上同一名女子的兩個男人之間有一場戰鬥，你以一個占了上風的、能在對手面前大肆吹噓戰績的勝者姿態，迎向這場戰鬥。」

病　患　「長久以來我似乎一直朦朦朧朧地意識到這一些，但我覺得你會心生忌妒，這感覺始終揮之不去。」

分析師　「這不僅是你以這種方式掛慮我，而且你得採取一些作為來應付口腔的興奮，以及牙醫會直截了當地懲罰你這個念頭。你只能一點一滴慢慢累積能力來對付我這個以人的姿態現身的敵人。起初，你看似居於上風，但只有從女友這一面來考量時，你才具有優勢。我會說，若從你太太那一面來考量，情況就完全不同了。我了解這其中有些實際的困難存在，是分析所解決不了的，也和她做改變的能力以及能否從以往的經驗中復原有關。不過，在你的想像裡頭，當你為了女友擊敗我的同時，你也接受了自己和太太之間將來完全不會有性生活的事實。換句話說，你接受了不折不扣的性禁令，彷彿跟我俯首認輸一樣。」

病　患　「對，但還有一個想法是，你為了我的緣故成了我太太的敵人，所以她對你有敵意。對目前的我而言從反面來看事情似乎很重要。我只能不顧她的反對來接受分析。在這種情況下，從我太太的角度來看，你是女人，扮演母親的角色。」

分析師　「在這裡，你的母親宣稱她擁有你，所以你太太毫無機會。」

病　患　「這讓我想起，我生病住院的時候，有個醫生說我並不愛我太太，他那句話聽起來像是在說：『你屬於我』，儘管當時我並沒意會到。我只知道自己當下很困惑，而實際上是感到被羞辱。不過目前似乎是好幾件事同時攪在一起。」

分析師　「沒錯，好幾件事同時攪在一起，你們夫妻倆和我之間的關係包含很多層不同的意義，有點像大雜燴。」

三月二十四日，星期四

病　患　「來這裡的路上我在想，眼前沒什麼急切的問題，所以可以把一些事談得更深入一點。不過我昨晚想到一件事，現在回想起來有點模糊了，就是我很可能讓你對我太太的立場有些誤解，而且不下好幾回，會這樣是因為我在這裡所表現出來的態度和在家中很是不同。在這裡還有上班時，我對她的感覺很不一樣，我覺得我可以要她聽命於我，一切可以由我作主，是她依賴我，不是我依賴她，我可以叫她振作一點。但我一回到家就完全不是這麼一回事了，我沒辦法開口和她攤牌。一進家門我就感到無力，整個人像癱掉了一樣，所以這一切和我起先說的有很大的落差。當我還很依賴她的時候這些都無所謂，鼻子摸摸回家受苦受難就是了。而今我有別的選擇，我心想，何必回家受罪呢？跟我太太在一起，我只會就她的話題搭腔，但和女友在一起可完全不同，我從沒那麼自由自在地談天過。我和那女孩甚至電話一聊就是一個鐘頭。」 75

分析師　「就像我們之前說過的，你和太太之間沒有玩的空間。」

病　患　「也許我太太發現有情敵存在會刺激她變得更體貼一點，但我沒讓她知道，我實在不曉得自己要什麼。要改變就要改變得非常徹底才有價值。」**停頓**。「我還沒準備好為攤牌負責。」

分析師　（我提起上回晤談結束時的詮釋。）「上回我談到，我就是禁止你和你太太發生性愛的男人。」**停頓**。「你睡著了嗎？」（他八成真的睡著了。）

病　患　「沒有。我剛剛感到一陣反常的緊張，這多少和我家裡的困境有關，在家時，我會刻意不去想幾乎是迫在眉睫的抉擇。這三角關係已經向外延伸，衍生成一種五角關係，其中牽涉兩個女人和三個男人。我目前的工作在兩個月之內就會結束，所以我現在必須把和女友見面擺第一，還有渡假這件事也是，我不想老是呆坐在家過聖誕節。我覺得就在現在，在這當下，這件事真的到了緊要關頭。」

停頓。

分析師　「你是在向我表明，事情現在有多麼緊急，還有，你多麼希望我能夠在你攤牌之前盡我所能地透過分析來幫助你。重點是，如果我姑且不管你太太的難處，也不管她能不能改變、能不能從你之前對待她的方式所造成的陰影裡走出來，那麼我可以說，你是就近把她當母親看待，而你與她的性關係被父親禁止了。如果我把你年少時與母親燕好的夢攤開來看，或把你小時候的情況攤開來看，我會說你需要父親告訴你：『我知道你愛媽媽，也知道你想跟她做愛，但我愛她，我不准你這麼做。』這麼一來，你父親便能讓你得到解脫，繼而去愛別的女人。如果沒把這件事挑明了講，那麼你就會不斷在交往的女人身上看見母親的身影，假使你和女友結婚，再婚之後你還是會碰到同樣的難題。再說，你錯失了與男人競爭的機會，以及因這競爭而來的男性友誼。」

病　患　「你說我錯失男性友誼，這想法還真新鮮，雖然我還是會相信這是真的。以前我就發現，我對需要運用到技巧的遊戲很不在行，玩牌對我來說就是偏向技巧性的活動，我也不愛看足球賽。我最近想到，事實上是在這禮拜想到的，就是除了做愛以外，很少事情會讓我感到亢奮，雖說看小說還有幾個月前看電影時，我偶爾會感到一絲絲興奮。有時候聽音樂也會，事實上，上個禮拜我就因為聽了一場關於艾爾加和他的《謎之變奏曲》的解說而激動起來。他們播放了其中兩段變奏，這是我好一陣子以來頭一次被音樂打動，再加上《謎之變奏曲》是艾爾加獻給他的朋友們的曲子，所以這曲子表達了他與朋友之間的情誼等等。」

分析師　「所以艾爾加有能力去愛並給出溫暖的友誼。」

病　患　「我擔心我女友幾乎只關心性愛的激情，雖然她也有個人的煩惱，像是寂寞啦之類的，我的視野不像她那般狹隘。她對音樂一點兒興趣都沒有，關心的不是醫學就是性。這會兒，有件事可能會讓我擔心起來，就是你不但禁止我和太太做愛，還反對我和女友有更深入的關係。你會變成我精神生活的監護人，所以我不會把我對未來的計畫一五一十地全告訴你，說不定你會變得不那麼好為人師。我很看重你的意見，但如果你反對我和女友交往，你的意見我不會領情。」

分析師　「所以我不禁止就是允許，你以為我只會在這兩種立場當中二擇一。」

病　患　「我對女友很狂熱，就像不顧一切地往危險的水域裡跳，在以前我是做不到的。這本質上是樁好事，是一項成就。」

分析師　「你從沒把父親當成令你畏懼的可恨對手。不管原因出在他身上或你身上，或兩者都有，你錯過了這件事，所以你從不覺得自己長大成熟。」

病　患　「如果我從沒接到父親下的禁令，那麼就必須由我自己下這道禁令。」

分析師　「我正是這個意思。」

病　患　「所以這就是我沒辦法在婚姻裡感到興奮的原因。」

分析師　「它甚至會影響到你選擇跟什麼樣的女人結婚。」

77 病　患　「我和她結婚是因為她很嚴厲，這一點吸引了我。她沒有女人味，喜歡打扮得很體面，習慣皺眉頭，窄長的臉架著一副眼鏡給人非常嚴厲的感覺。她很愛訓斥人，頤指氣使。她的男友很可能也被她這個氣質所打動。他相當不負責任，老希望有個能幹的人可以也願意替他打點一切。他把大事都交給她決定，包括是不是該離開他太太、是不是要開始去照顧他向來疏忽的健康問題。我今天在想——什麼樣的女孩子令我著迷？絕對不是溫文有禮、天真無邪的那一型，而是很嚴厲、喜歡指使人的那一型，而我女友高挑削瘦，動不動就發脾氣，和甜美可人的氣質完全沾不上邊。」

（病患這時把一隻腳放到地板上。）

分析師　「所以年少時夢中有陰莖的女生依然存在。」

病　患　「我以為這種事快發生了，我很擔心。說不定我會看上某個男人，類似搞同性戀，這麼一來意味著，我是個娘娘腔的男人。」

分析師　「不，我不這麼想。事實上，你想找的是父親，那個禁止你和母親做愛的男人。記不記得你頭一回夢見女友的那個夢，那夢和某個生病的男人有關。」

病　患　「這說明了父親過世時我為何不感到哀傷、或根本沒有感覺的原因。他從不把我當對手看，這麼一來，他把我要對自己下禁令這個可怕的重擔留給我。」

分析師　「沒錯，就某一方面來說，由於他沒禁止你和母親做愛，所以他非但沒讓你因為被禁止而發覺自己成熟進而感到自豪，還剝奪你和男人競爭的樂趣以及隨之而來的男性情誼。所以你不得不全面抑制自己，你沒辦法為你從未『謀殺』的父親哀悼。」

三月二十九日，星期二

（病患禮拜一沒來，他有先打電話知會我。）

病　患　「嗯，我覺得要怎麼起頭很難。一來是沒有急切的問題要談；二來是，這說來很怪，但我嚴重感冒似乎妨礙到分析的進行，所有的事情都連帶受影響，好像自由聯想跟放鬆和做運動沒兩樣，都會讓人疲累。」

分析師　「我很了解感冒會讓人對分析提不起勁，而接受分析確實是一件很累人的事。」

病　患　「這種情形以前也有過，感冒很容易掩蓋一些大問題。我很想蜷起來抱頭大睡，這樣就不用動腦筋了。」

分析師　「退縮是比較適合你的。」

78 病　患　「我覺得我來到這裡應該要能放輕鬆、感到自在才對，但我卻跟上班一樣要上緊發條。」

分析師　「沒錯，所以分析的時段之所以限定為一個鐘頭，並不是只從分析師的利益來考量而已。」

病　患　「我不禁在想，晤談每個時段該多長、每次間隔多久才最理想。天天來接受分析會不會太過頻繁，效果也不見得好？」

分析師　「也許你昨天沒來是因為感冒的緣故。」

病　患　「那倒不是，純粹是臨時有件特殊的個案要處理。昨天感冒還沒發作。我覺得我們還是繞著眼前的問題打轉，很難拉回到比較深層的問題上。我沒辦法馬上切換。這讓我想到，小孩子被人從夢中叫醒會很生氣，因為醒了就很難再回到夢裡去。」

分析師　「你這個形容很貼近你的分析狀態，而這分析是在近似於做夢的狀態下進行的。最近幾個月以來，直到上一次的晤談為止，你就像從夢中緩緩甦醒一樣，我們簡直可以說，上回的分析是在你完全清醒的狀態下進行的，也就是說，分析是清醒的現實的一部分。」

病　患　「我注意到，今天因公務上的需要拜訪某家醫院時，我比以前更能自由自在地說話，甚至還和那家醫院裡我不認識的住院醫師侃侃而談，而且能引導話題。我以為這種事絕不會在我身上發生，這代表我有很大的轉變，不必等到和對方混熟才能主導話題。」**停頓**。「而且，幾個晚上之前我做了夢，但我覺得沒必要去回想；那不過是個普通的夢罷了。」

分析師　「沒錯，夢是連結內外現實最常見的橋樑，就這一方面來說，你目前的狀況不錯，不需要分析，因為你有夢中再現的一切來當你自己的橋樑。」

病　患　「這當中藏有不想來這裡的念頭，我似乎不再那麼需要來這裡了。」

分析師　「也就是說，不再需要心理分析。你的主要徵狀是睡著與清醒之間的隔離作用，而你用從未真正清醒的方式部分地解決了這問題。」

病　患　「這話題我想暫且打住。我和一位朋友談過我的未來，聊到專科醫師的各個科別以及家醫科的情況，我也提到精神科。當下我突然想到一個大問題，就是目前我還不夠成熟，我沒把握這樣的選擇是否沒受到認同作用的影響。我真的很討厭明明沒病卻很囉唆的病人，我會對他們打馬虎眼。看診時我只想找出病人身上哪裡有毛病，對病人這個人本身並不感興趣。選精神科我要面對的就是這類沒病又嘮叨的人，而且還要依照他們個別的狀況來對待他們。」 79

分析師　「你覺得應付病人身體上的疾病比較輕鬆。」

病　患　「對精神科醫師來說，花一整個鐘頭在一個病人身上，也許是很讓人吃不消的負擔。」

分析師　「我想，你是想到我和你的狀況。」

病　患　「嗯，大概吧。我有時候會避免想到這上頭來，或者有時候會不由自主地想到，但我不想跟你提我會在意你的感受如何。」

分析師　「精神科醫師對病人當然會有基本的關心，但在這一切之中也包含了愛與恨。」

病　患　「說來很怪，我腦子裡剛剛想到兩、三件其他的事。一件是今晚要怎麼打發？另一件簡直可說是一場亂糟糟的夢，夢到醫院裡的病人，還牽涉了好幾個人在內。那個夢是我花了整個週末處理的一個讓人憂心的個案的縮影，我和其他人一直在討論這名病人的情況。」

分析師　「所以對你來說，進行心理分析時除了病患之外就只有另一個人在場很重要，就你的情況來說就是只有我一人在場，我沒有別人可以商量。」

病　患　「這就是我和女友一直在討論的，到底跟精神分析師談心事安不安全，她說，對精神分析師無話不談並不安全，但你非這樣做不可。我認為要隱瞞某個不愉快的細節不說並不難，她說這樣會損害分析。」

分析師　（在這當口，我覺得暫時擱筆很重要。當然，病患很可能已經發覺我隨手做筆記，而且希望我跟他明說。反過來說，他可能沒察覺，那麼，讓他知道我做筆記，因而使得分析的進行受到干擾，就是不智之舉。我看得出來，病患深深受到上次分析最核心的詮釋所影響，所以我必須暫時犧牲做筆記，以便全心應付眼下的情勢。

我知道他正轉述女友所說的話，所以我只能迂迴地利用這些內容，況且這內容絕不能被浪費掉。）

我說分析師之間肯定會討論彼此接案的狀況。

病　患　「我只是指閒言閒語。」

分析師　我說，他女友當然會在意閒言閒語，因為我若閒扯八卦　80
把她的私生活張揚出去，她的私事很可能會傳進她認識的人耳裡。

病　患　他說到他生病住院時，醫院裡的醫生會跟他說其他病人的八卦。他們當他是同行，所以對他很放心，但這讓他擔心不已，因為他當時也是病人；事實上，他花了好一段時間才適應醫生聚在一起只愛說閒話不談正經事。

分析師　我說精神分析師並非聖賢，也跟平常人一樣會論人長短。但精神分析師在執業時，會提高警覺避免說長道短的情形發生。

病　患　他說他女友提過醫生失職的問題。假使病患說自己曾違法亂紀，分析師要不要報案？就她本身來說，她很怕再找另一位分析師做分析，因為她一定會跟後來的分析師說到前一任分析師的所作所為，而在她眼裡，前一任分析師相當不專業。

分析師　我同意她必須自由自在地談她對上一任分析師的觀感，否則就別再開始新的分析。

她顯然認為，如果下一任分析師讓她信得過，不會把她對上一任分析師的指責張揚出去，她就能在分析裡無拘無束地暢所欲言。

我指出，病患接受分析時一定要能夠無拘無束地說話，也就是說，別老是畫地自限，非要自己說出極客觀的話不可。既然所有被帶到分析裡頭來的內容只有一個目標，就是被分析，那麼，一定要讓妄想有存在的空間，要是分析師有不當反應，妄想的空間就被抹煞了。

我循著另一個線索說，對我而言重要的是，我聽出他是轉述女友的話。他可能會在別的場合說出類似的話，然後這些話會被帶到分析裡頭來討論。也許等到將來時機成熟到可以回顧分析時，我們會發現，他前一天之所以沒來，是因為他對我起了疑心，但目前他的說詞是工作讓他分身乏術。

病　患　他說，若要說之前他再怎麼忙也一定撥空前來接受分析，此言亦不虛。也就是說，他以前會把工作擺一邊。

分析師　「那麼我們可以這樣說，你之前對我有些畏懼，但你卻不明白自己何以如此，只能當個乖乖牌來應付你對我的畏懼。」

81

我說，如今他稍稍理解到自己對我的畏懼，所以藉著醫院需要他的這個說法為幌子來反抗我。

我隨後向他指出，這是他頭一次在分析裡找到理由對我起疑心，因為在前一次的分析裡我扮演了禁止他亂倫的父親身分。我提醒他，在上一次的分析裡，他認為他父親迴避了兒子和父親其實彼此憎恨這個大問題，所以他對父親毫無畏懼。就是因為他和我的關係裡出現了這個新的內容，所以他才會藉由女友的話把他對我的懷疑表達出來。我們可以說，他還沒辦法直截了當地把他對我的懷疑說出口。

四月一日，星期五

這次晤談的筆記是四天後才整理出來的，分析當中曾一度中斷做筆記。

病　患　「嗯，有件事情讓我很氣餒——我女友真的讓我很難過。她必須住院，但她怕我會讓她的另一位男友難過，所以不准我去探望她。我很氣她，也很氣我太太。問題是那男人知不知道我的存在。她顯然是想腳踏兩條船，但她沒法跟他開口提到我。這跟我太太還真是一個樣兒，她不想讓她男友難過，卻要我忍氣吞聲……當然我不是真的想要一段死心塌地的戀情，這念頭我一想到就怕。」

分析師　我做了個詮釋，說舊戲碼又再度上演：他很氣女友打擊他，但卻不氣那男人。

病　患　「要是我結交的是另一個女人就好了，但那顯然不是解決之道。」

分析師　「就你目前來說，你會一而再地碰上同樣的狀況，因為你始終在尋找母親，而你父親一直沒扮演好他的角色，沒有擋在你和母親之間。要是他真這樣做，他就會變成挫敗你的人，這麼一來，你就可以跟他達成協議，他會讓你得到解脫，繼而去追求其他女人。」

（病患睡著了。）

「你睡著了嗎？」

病　患　「沒有，我不這麼想。」（但他剛才明明就是睡著了。）「我只是一時之間不曉得該說什麼。最近在醫院裡我常動怒，把氣發到別人身上。我覺得自己以前待人太寬厚了，太怕觸怒別人，對所有人都很忍耐，現在我發現自己動不動就發火。我很想對女友大發脾氣，但我心想，回家對著更好的目標發飆豈不是更痛快。」

82 分析師 「你會發現你剛剛對我發了一頓脾氣，就某個程度來說，在你的想像裡我就是禁止你去探望女友的那個人。你上回曾說，你多少以為我會叫你離開女友。」

病　患 「我是那樣想過沒錯，我想你可能會吃醋。我討厭女友叫我『甜心』，只有妓女才會那樣叫，一點感情也沒有。她大概和另一個男人比較親密，她認識他在先。我喜歡『心肝寶貝』這個稱呼，如果說得恰到好處的話，這要看情況，它可能聽起來假情假意的，也可能很真心……再說，我們做愛的時候我常忘了她叫什麼名字。」

分析師 「你跟我說過，你在做愛當中有時會想起你太太的名字。」

病　患 「喔，對，我忘了。我很容易忘記事情，尤其記不住人名。如果和對方夠熟的話，我會喚他們的受洗名。」

分析師 「你父親怎麼稱呼你母親？」

病　患 他說出母親的受洗名。「他好像也用『媽咪』這個詞來稱呼她……跟那女孩在一起的時候，我覺得應該叫她的受洗名，但我就是說不出口，要不然就是忘了。通電話時我會說『哈囉，親愛的』來迴避這個問題，我對太太也用同一招。叫人家的受洗名有點矯揉造作，不過大人提到小孩時則另當別論。對青春期的孩子來說，最窘的莫過於不曉得該怎麼稱呼爸媽。要喚他們的受洗名？還是『媽咪』、『爹地』？和爸媽的關係該是獨立的還是依賴呢？另外有個做作的字眼是『娘』，但那樣叫很蠢。」

分析師　「不過，你青春期時和父母的相處上可能有些問題，從你對稱呼的這些顧慮便可看出。」

病　患　「沒錯，女孩子叫爸爸『爹地』還不成問題，但男孩子叫媽媽『媽咪』就有亂倫的意味了。我們的社會似乎比較能容忍父女之間的亂倫；相形之下，母子之間的亂倫則是犯了大忌。我想人類學家會支持我這個觀點。」

分析師　「你指的是亂倫的意念，還是真的發生性行為？」

病　患　「我想我是泛指包括性交在內的一切。母子亂倫令人非議，『心肝寶貝』這字眼就是專指這種親密關係。問題是，亂倫是什麼意思？我會說它指的是『愛』或一種情感關係。我和女友之間，做愛沒問題，但有沒有愛就難說了。她今天說：『如果你不覺得難過，我當然會很火大。』」

分析師　「你舉母子亂倫的社會禁忌為例，是因為你找不到擋在你和母親之間的那個男人，也就是說，你父親沒扮演他該扮演的角色，所以你對男人既不憎恨也不害怕，這麼一來，你回到原先的狀態裡，要嘛被女人挫敗，要不就是由內發展出抑制力。」　83

病　患　「下禁令的是那女孩。」

分析師　「你始終在尋找一個會適時對你說『不行』的男人，一個你能夠憎恨或反抗、而且可以與之達成協議的人。就你只對我小小發了點脾氣的情況來說，你只稍微容許我當這樣的人。」

病　患　「我突然想到，時間應該到了，而時間到就某方面來說就是在說『不行』。」

分析師　在這當口，因為時間到了，所以我說：「既然如此，我就順勢說『不行』，也就是說，今天的分析到此為止。我擋在你和分析中間，把你送走。」

四月五日，星期二

病　患　「想不出要說什麼好，除了重複一遍當前的問題還是沒什麼結果這種老掉牙的話之外。不過，我對這情況倒有兩個想法，一個是，這不失為一種輕鬆的開場白；另外一個是，近來當前的問題似乎對我更有用，我很納悶原因何在。」

分析師　「我認為原因在於你隔離的狀態比較不那麼嚴重了，容我使用隔離這字眼。」

病　患　「是吧。」

分析師　「你的狀況愈來愈不是屬於內在現象或外在現象的問題，由於你身上的這些轉變，我能站在內、外現象的交界上論及兩者。」

病　患　「喔，我懂了。我似乎常常想挺身去冒險。我發現自己比以前更能和病人討論病情並做出處置。一年前我總覺得自己分裂成兩半，而今這兩半似乎合而為一了。」

「說來也許是巧合，不過，自從我和女友開始交往以來，我沒那麼需要退縮，而且做決定這件事總地說來也不那麼讓我擔心了。另一件事是，如果病人病況好轉，我也能真心感到自豪，不像以前只會覺得是自己走運而暗自竊喜。現在當我表現得不錯時，我自己會察覺到。」

分析師　「接下來你也比較能接受我表現得還不錯。」

病　患　「對，你比較不像是魔術師了。我以前以為你在專業上無懈可擊，但現在我可以持平地把你當成盡力把專業技巧發揮出來的平常人來看待。」**停頓**。「我注意到自己對周遭的事物更有感觸。我昨晚聽著留聲機播放唱片時，竟發覺自己激動不已，一度還感傷起來。這些唱片裡頭的旋律，我是再熟悉不過了，但這些音樂卻從來沒給我這般感受。另一件事是，我現在真的會忌妒，情緒上忌妒，而不是覺得自己理應忌妒而去忌妒，我確實忌妒女友生命中的另一個男人。我以前是裝模做樣表現出忌妒，但現在是真的忌妒。」

84

分析師　「忌妒的滋味並不好受，但和之前的缺乏情感比較起來，你寧可選擇難受。」

病　患　「沒錯，我以前大體上缺乏情緒反應。」（病患把一隻腳放到地板上。）**停頓**。「我有時候會把腳放到地板上，我現在突然覺得這個動作可能有它的意義。這就好像我愈來愈腳踏實地，而剛剛那動作感覺像是輕微的抗議，抗議說我幹嘛要待在這椅子上？這一定意味著什麼。」

分析師　「過去的幾個禮拜以來，你把腳放到地板上的次數不下六次，每一次我都認為，我從中看出了你和外在現實之間的關係又有新的變化。」

病　患　「我不曉得自己之前做過這個動作，這一定跟先前有過的

從椅子上跳起來或從椅子上翻落的動作有關。」[84-1]

分析師　「就某方面來說，這動作是結束分析的第一步；從另一方面來說，它也是與我建立平等關係的第一步，而平等是依賴的反面。」

停頓。

病　患　「我最近愈來愈不穩定，也更容易沮喪，我覺得這是分析的進展，代表一個新的階段來臨。」

分析師　（病患昏昏欲睡。）我做了個詮釋，說到我在每次晤談的終了喊停和分析真正畫下句點這兩個情況是相通的。

病　患　「我剛剛很睏，很難捕捉到念頭。我可以在類似做夢的情況下捕捉到一些念頭，但一旦我逐漸醒過來，這些念頭就會變得不合宜。不管怎樣，這些幻想是言語無法形容的，它比較像是一種作用；我好像又恍惚了起來。」

分析師　「的確，我們可以從兩方面來看昏昏欲睡的狀態，一方面是，你正搜尋著直接透過理性活動所捕捉不到的念頭；從另一方面來看，你在保護自己不受焦慮侵害，當你不明白為了什麼焦慮時。」

病　患　「我睡覺時體驗到的不全然是事實，很難把那些事有條不紊地說出來。跟談論自己的想法比起來，描述醫院裡的事還比較不花力氣。」（在這當兒，他變得有點不知所云，就只能表達這麼多。他打了個哈欠。）「麻煩的是，我必須醒來才能說體驗到些什麼。」

85

分析師　「我認為，你目前昏昏欲睡的背後，藏有你對我的畏懼，這畏懼源自於你對我的恨意，而恨意則來自於分析時間

84-1　參閱本書附錄〈退縮與退化〉一文。

一到我便喊停。」

病　患　「我覺得我應該更憂慮才是，愈憂慮感受到的愈豐富，心裡頭也更踏實，而不是老想著情況有多嚇人。近來，我很訝異自己有自信能夠憂慮一些事，而且覺得自己應付得來，何況我還沒從你那裡得到明確的答案呢。發病住院那段期間，我對自己發生了什麼事毫無概念，也毫不憂慮。」

分析師　我做了個詮釋，指出我每結束一個時段就如同對他說一次「不行」，我等於是擋在他和分析之間，所以他對我又氣又怕。

病　患　「我剛剛睡著了，我忘了自己說了什麼。在這位子上睡著有個好處，從一方面來說，我可以放鬆；從另一面來說，我還可以邊睡覺邊處理事情。」

小睡片刻。

「我剛想起了一件事。我跟你提過某位病人的狀況，有人指責我不該告訴你。」

分析師　「這讓我想起最近我們談過我可能會對別人說起你。」

停頓。

病　患　「作夢的時候，我意識到自己是清醒的，但在醒來之前，我覺得清醒這件事沒那麼急迫。對這病患的治療才更重要。我想到一件事，說來奇怪，我之前說今天沒什麼迫切的事好談，而事實上（他此刻才清醒過來）我和我太太在上週末才大吵一架，算是吵得最兇的一次。這真令人沮喪，因為我女兒也受連累。我真的被嚇到，重點是我太太還真會藉題發揮，也真這樣做了，算準我一定會護衛女兒。她表明說絕不跟我單獨相處，晚上也拒絕跟我說話，所以我對那當下的事根本沒輒，這讓我很火大。這一次我沒什麼立場生氣，不過倒是看得很清楚我原本就想惹她發火。但我會記住這個教訓，和我太太沒什麼好說的。」

分析師　「在你想像的情況裡，我總會出現——」（我收回這個詮釋，因為我發覺自己尚未清楚地了解這場口角在移情上的意義。）

病　患　「我太太和我沒有共同的語言。」

分析師　「你們倆有個共通點，就是各有各的困境，你的困境在於缺乏一位會下達禁令的父親，而你太太的困境和她的父母親有關，也和她為達到獨立所做的努力有關，而這努力看來像是失敗了。」

86

病　患　「當我看清我太太真的不想做愛就感到鬱悶。她對做愛這檔事很不屑，也因為我想做愛而看不起我，但我卻得時時提醒自己，我恐怕得為她的處境負責，因為當初是我笨手笨腳的才會讓她性趣缺缺。和我太太吵架最叫人難受的是，我不知道我們在吵什麼。我想跟她做愛嗎？對，很想，但唯有她也想才成。如果我強迫她讓步就沒意思了，而且我知道她不想做的事我是勉強不來的，就這方面來說，她跟她母親還真像。」

四月六日，星期三

病　患　「我隱約記得昨天分析快結束時有件事讓我很興奮，但我不記得是什麼事。」

分析師　（我兜了好些圈子，就為了能獲得重要的細節。）「談到你太太和她母親的關係。」

病　患　「喔，對，就是這件事。我很氣我太太看不起性這回事，而她和她男友倒是砲口一致，蔑視做愛，而她媽媽就是抱著這種態度。這讓我陷入兩難，因為我還沒準備好去過壓抑性愛的生活。」

分析師　「就你描述的來看，你太太很認同她母親，也就是說，那是孩子對大人的認同，但卻是以棄絕真實的性生活為代價所換得的。」

病　患　「我剝奪了她的性愛，或者說沒辦法滿足她，所以她才會討厭性愛，進而蔑視性愛。」

分析師　「如果你太太能夠獨立於她母親之外，而且也忍受得了自己有反抗母親的意念的話，你必須讓她覺得她這樣做很值得，但你覺得自己失敗了，所以她回頭依賴母親、認同母親。這正好可以和你與父親之間缺乏敵對與反抗的關係相對照，而你和父親之間的情況似乎多少是他的態度所致。」

病　患　「這帶來了新的困難。她不想做愛，所以她不會忌妒。她指責我太晚回家，我說：『要是我淪落到妳那般地步，看妳還能怨什麼。』她（不但沒吃醋還回嘴）說：

『呃，你永遠到不了我的境界。』（大概是指純純的愛那種高境界。）但這話也沒錯，我對女友的感情並不深，我可能很快就會對她感到厭煩。」

87 分析師 「你對女友能否打造一個家的能力感到懷疑。」

病　患 「我太太不明白這種態度上的反差——一面談戀愛，一面蔑視或反對性愛。這種情況在理論上說得過去，但實際上是行不通的，會帶來不快樂。其實我真正想要的，是對一個女人忠貞不渝。」**停頓。停頓繼續。**「我在努力回想今早做的一個夢，我確實記得那個夢，感覺上它就是那種本身沒什麼意義的夢，夢見這夢才是重點。我母親也在夢中，開她的車載我，我太太也在場，然後夢就沒了。」

分析師 「妳母親平常開哪一款的車？」（我刻意不問夢中那部車。）

病　患 「哦，她有一部山王（Hillman），不過夢中那部車不是她的，夢中那部更老舊、破爛。不過在夢裡這不是重點，重點是那車很危險，我費了好大的勁兒才能讓它直直往前開。事實上我媽開車開得不好，但我很不想承認她可以成為好駕駛。我太太不會開車，以前我常希望她會開車，但現在不這麼想了。我不想覺得她可能開得比我好，我希望我比她優秀。一開始時我總以為她完美無缺，但現在，當我知道她有做不到的事時反而很開心。」

分析師 「這讓我想起女生具有陰莖這念頭。」

病　患 「一開始時我太太是有陰莖，但目前她處於正在去勢的狀態。起初我希望和她平起平坐，但我現在想主導一切。

我想讓她吃醋。」（他循著這些思路描述了一些他和太太之間的互動。）

分析師 「就你說的這一切聽來，你們倆之間像是在玩一種性遊戲？」

病 患 「沒錯，不過她看不起性。她可能很忌妒，但她把忌妒隱藏起來。」

停頓。

分析師 「我不是很懂你的意思，因為當你和女友在一起時，她可能忌妒你是男性——反過來的情況亦然，當你和她在一起時她也忌妒你是男性。」

病 患 「喔，我懂了，我從沒那樣想過。這和一年半以前我生病住院時的情況比起來是天差地別，當時我跟太太承認自己有外遇，那時婚外情還持續著。她說：『嗯，這對你來說是好事，可能有助於解決你的問題。』如今她就是很火大。我想到，由於她男友一直生病，她不再期盼感情生活有任何品質可言——」倏然中斷——停頓——睡著。「我昨晚看的電影裡頭有段劇情描寫的就是我的心情，影片裡有個男人痛恨被人愚弄，我就是不想被人愚弄。」

分析師 「有個問題始終都在，就是你母親（你太太）必須讓你受挫，不然你就得由內發展出抑制力，因為你和她們之間沒有另一個男人擋在其中。」 88

病 患 「最近分析末了都會談到這上頭來。」

分析師 「今天還多了一個因素，因為今天這一回是復活節放假前的最後一次晤談。我很快就要因為時間到喊停而擋在你和分析之間。」

病　患　「沒錯，想到即將要放假，我是既高興又生氣。」

分析師　「這兩種情緒可以同時並存。」

病　患　「精神分析的麻煩在於很多事情都得依它而定。」

分析師　「所以說，在分析的過程裡，我事實上扮演了你的雙親之一的角色。」

停頓。

病　患　「我和女友正在談，由於她之前接受過一段時間的精神分析（我不曉得她接受誰的分析），她三心兩意地拿不定主意要不要重新接受分析。我應該鼓勵她再次接受分析，但我說不出口。分析會攪亂生活，時間上也很難和工作配合得上，況且，分析會損害她之於我的利用價值，我多少感染了我太太的態度，覺得分析很無謂。」

分析師　「在你的想像裡，我成了你女友會去找的那名分析師，這麼一來我和你便成了情敵，所以你阻止她來找我。」

病　患　「沒錯，儘管我知道她沒來找過你也不會來找你，但我會忌妒，因為分析會讓她變得獨立，讓她不再那麼需要我。」

復活節假期

五月三日，星期二

三週假期之後

病　患　「我頭一件想說的是這假期好像比三個禮拜還長，精神上我徹底得到了休息。我頭一回了解到終止分析會是怎樣的情況。放假的頭一個禮拜，因為不必來這裡，我心情很鬱悶，但後來我便把這件事全拋開了。現在問題來了：我該不該停止分析，還是要減少來這裡的次數？我不能說分析的結果很完美，但我已經恢復得差不多了，工作方面我肯定也可以應付自如。目前的問題是，我想接受分析嗎？我正在規劃一個月後的渡假行程，這個假是不放白不放，因為放假期間我錢照領，在以前我是不敢奢望在分析進行的期間去渡假的。至於我的家庭生活，我能夠諒解我太太，我和她之間相對上來說還是僵持不下。我認清了這段婚姻沒有未來，所以我死了心去計畫下一步；我的婚姻沒什麼好期待的了。」

89

分析師　「從你這番話，我知道你考慮到你太太的難處，也考慮到你們倆之間你提過的由來已久的困境。」

病　患　「是啊，如今我看清楚我們當初結婚根本是個錯誤。我覺得這婚姻一開頭便注定會失敗，我倆根本不適合。我現在很怨恨來接受分析，這很沒道理，但我覺得你讓我違背自己的意願。我發覺自己很期待你對我說：『你不准走！』然後我會為有一走了之的權利而抗爭到底。」

分析師　「如果我曾有過這麼強硬的態度的話，那麼你無論如何總有理由反抗我。」

病　患　「沒錯，那麼這個決定就不是全操之在我。」（也就是說，這個決定不是基於不著邊際的想法，而是些有憑有據的感覺和反應。）「我覺得我一直臆想著自己有病，不這樣想就活不下去，我必須用生病來博取同情。」

分析師　「看來你有了轉變，從需要什麼轉變為想要什麼，而隨著你知道自己想要什麼，你也知道了有些東西不是你想要的。」

病　患　「所以我能夠衡量事情的輕重了。」

分析師　「相對之下，在你眼裡，我也從治療師變成人，於是你體認到父親的死亡以及我是個活生生的人。你提過父親的生病過世還有他對你大致的態度如何讓你在需要一個父親以便認同並反抗的時候，揹起了做出個人決定的沉重負荷。」

病　患　「沒錯，回想自從我女友出現後我整體的態度有何轉變也很重要。她的出現讓我的生命有了目標，雖然這樣說有些誇大其詞。假使我和女友的關係破裂，我當然會很焦慮將來會如何。我會爬著回來要求分析嗎？就某方面來說，我女友取代了你的位置，因為不論是不再來接受分析，或者是繼續和女友交往下去，都有虛張聲勢的成分在裡頭。我很納悶，生活到底有幾分是真實的？」

分析師　「你和女友的關係也和分析牽扯在一塊兒，而且隨著你逐漸產生存在感，並因此有能力感受真實，這段關係也愈來愈有前景。」

病　患　「沒錯，比方說，今天來這裡之前，我順道去學院影城看電影。我簡直可以說，這是我生平頭一回享受看電影，在過去的兩年裡我肯定是做不到的。我總是假裝在欣賞電影，但這樣是自欺欺人，而且浪費時間。不過這回我看得很盡興，不會拼命去想那感受是真的。以前我總必

90

須想出一些心得來說，而今我去看電影是因為電影裡頭有我可以與之共鳴的人物，而不是去欣賞影片本身。看電影這件事需要有高度的個人穩定性和獨立性才行。」

分析師　「電影不會那麼地切合你的心情，你必須把自身的心情投注到電影裡。」

病　患　「凡此種種皆讓我納悶，既然我看見分析大有斬獲，如果我就此打住是不是很傻，說不定將來還會進步更多。問題是，貿然決定終止分析也許太任性了。我在戰時頭一回來找你時，就是任性的決定，而後來停止分析純粹是因為想省事，這樣做很不妥。我這一回來找你是有明確的理由。我有病，急需接受分析。而今，我不再需要分析，而且分析變得像是玩遊戲，從這一面來說，我又回到了原點，而且我一直在想，有必要分析嗎？」

分析師　「如果你能這樣子玩遊戲，這也是分析帶來的轉變。」

病　患　「沒錯，我以前總是玩不起來，如果能玩我也老是自問：『真的可以這樣嗎？不會太輕浮嗎？我膽敢放手去玩嗎？』只要我一輕率起來，就同時要負起審慎的責任，也就是說，表面上看起來總像純粹在玩樂，骨子裡卻有更嚴肅的事在進行。我在想，我所受的教育是不是太嚴肅，而留給玩樂的空間太少了。我曾和其他人談過玩樂是否應該更具建設性這問題。我發覺自己竟說，玩樂的建設性意味不應該太明顯，想必是受到分析的影響。蒙特梭利教學法摧毀了玩樂的價值，那教學法就好比是不斷跟孩子灌輸玩耍是頑皮或不道德的觀念。我明白遊戲有它本身的價值，也知道自己的童年有所缺憾。我不理爸媽自顧自地玩，玩的時候總是孤單又寂寞。與我太太在一起時，若有所謂的玩樂可言，也總是正經八百的；相反地，和女友在一起時，我可以玩得隨興又自然。」

分析師　「我覺得你想表達的是，電影也有它本身的價值，而且，看電影稱不上是與外在現實打交道，也不算是直接應付像工作這類的事。」

91　病　患　「我很想回家和太太討論劇情，但跟她談電影這事本身又會變成別有目的，好像我想藉著談電影跟她炫耀我到哪個地方去逍遙似的。只有在自然而然隨口提到電影的情況下，那討論才有價值。」

分析師　「我不太確定你對太太的觀感，她是否原本就有玩的能耐，還是說，她在你們的婚姻裡慢慢變得很嚴肅？」

病　患　「她原本就滿嚴肅的，不過在和我相處上她也花了相當大的力氣去調整。我太太大概可以很隨興地玩，她發覺我玩不起來時，一定覺得我很乏味。我確實漸漸從幾天之內必須解決的迫切問題上逃開了，新工作的問題得先搞定。我應該先把精神分析的時間排定再把工作安插進來？還是先考量未來和事業，之後再就這些考量把精神分析安插進來？後者的做法可能要減少分析的次數，或者甚至暫停分析一段時間。有一個指標可以判斷，就是當我和太太談起這些事時，她針對某份工作問說：『你不覺得它會讓你太憂慮嗎？』我真的不再覺得工作會讓我憂慮，我知道我應付得來。我崩潰那一陣子就醫時的問題，多少是我不曉得下一步該何去何從。」

分析師　「你有沒有覺得哪一科特別吸引你？」

病　患「關於這問題，我的答案大半是否定的。我考慮過選家醫科，但我覺得一旦做了這決定我的人生就大勢底定了。我也想過當急診室的醫生，這工作以前會讓我感到焦慮，不過我現在覺得它滿刺激的。但還是要務實地來考量所有的可能性。我考慮過病理和麻醉科，不過，若真的選擇這些專科，我會受限在這些小科別裡頭而施展不開，我覺得自己不再需要窩在某個小科別裡去尋找安全感了。」

五月四日，星期三

病　患「我覺得昨天是在對你提出質疑，我很想從你這裡得到一點想法，但卻空手而回。」

（隨後，我們進行了一段漫長的討論，談到一般狀況、工作、私生活以及分析等等的現實面如何。）

分析師　在討論的過程中，我加了個詮釋，說結束分析是對焦慮的一種防衛，也提及他渴望進一步了解男性和女性和男女特質兼具的人相比各是如何。（在這期間，病患把一隻腳放到地板上。）

隨後我提起他想選精神分析這一行的念頭。我表明說，儘管他之前談過這件事，但我從他身上找不到確切的證據證實他有這個想法；儘管如此，這念頭依然存在，只是被略而不談。 92

病　患　他說他只會用負面的角度來看待精神科和精神分析。他母親和其他人建議他不妨選精神科，藉此把自己受惠於它的地方貢獻出來。他反對的理由有三：首先，精神科很難念；其次是，這工作要長時間坐著，要說很多話，活動量很少，很讓人怯步。再者，它的工作量很大，相當耗時，相對上卻沒什麼成果。況且他對精神科很反感，自知這科他總讀不懂、學不來，對基本術語一竅不通。他說，他只在今天遇到一名需要看精神科而且早該被診治的病人。「要怎麼看待這病人的狀況我毫無概念，如果我用『狂躁』這個詞來描述他，純粹是想讓上司對我印象深刻而已。就臨床上來說他毫無疑問是有病，坦白說，我應該在他病歷上寫『他瘋了』，不過這樣做不會讓上頭的人對你刮目相看。我想補充一點，一般人普遍來說並不想對精神醫學有任何了解，我發現我的同僚大半如此；再說，決定未來的生涯時，我現在得考量到與人互動這一面對我有多重要。我有這麼不美滿的家庭，看來某些科別還是避開為妙。」**停頓**。「我多少覺得應該有更明確的目標，但卻不知目標何在。我好像只是等著某個工作送上門來，然後發覺這想法其實很軟弱。」

分析師　「也許再次回顧你自己是怎麼從工程領域轉向醫學的，會很有幫助。」

病　患　「唔，歸結起來有幾個原因：第一，我不喜歡工學院的學生；其次，工程方面我沒那麼在行；第三，我討厭坐辦公室的工作。我覺得我非得跟人接觸不可，這樣比較能令我滿足，視野也比較開闊。工廠裡頭的工作成天只和沒有生命的物體為伍，讓我感到前途茫茫。選擇醫學院我才感到擁有光明的未來。這還包含其他的因素，譬如我父親生病，還有我遺傳自父親的理想天性。我想，這裡頭有一種使命感，我認定這是值得去從事的一份職業。所以離開工程的領域時，我可是如釋重負，起碼在那當時我頭一次覺得對未來充滿憧憬。我現在突然想到，而且我以前從沒這樣想過，就是我父親其實並不想當工程師，他想在大學裡謀一份教職，但因為祖父去世，所以他必須接手祖父的事業。身為工程師他總是很不開心。說不定他本來可以當律師或教師。他主修數學。可惜他的字寫得並不好，拼字也不行，而我似乎遺傳到他這些特點。他渴望從事比工程這領域所要求的更博學的職業；他應該去當教授的。所以我一開始才會選擇學醫，因為我需要用某件事來證明自己，但現在這個動機已經減弱，我比較想去關照自己的幸福，而這關乎跳脫窠臼。我現在覺得，幾乎無論哪個醫學專科我都做得來。要是有人來說服我選哪一科，我大概會聽從他的意見，但從商或工程方面則免談。」 93

分析師　「也許對大家來說，某個程度上都會看將來有什麼機會而定。」

病　患　「沒錯，但我不想要這樣。」停頓。「我現在想回頭來談我太太的問題，還有她是不是該為我陷入兩難負責，我在決定將來選哪一科時之所以要考量與人互動這因素，就是因為我在家和她的互動並不良好。我可以把多少部分怪罪到她頭上？要說這全是她的錯也不對，就某個程度上來說，我也的確有錯。我知道我不應該怪她，但在這婚姻裡我一無是處。」（腳放到地板上。）「這婚姻還有希望嗎？還是這婚姻永遠會有殘缺？我原本希望毋須努力從婚姻裡找到友誼，但事與願違。我應該繼續奮力掙扎嗎？還是安分地去過沒有煩惱沒有朋友也沒有性愛的生活？我覺得我太太把一切怪到我頭上來，所以我只好出手反擊，全部怪罪到她頭上。」**停頓**。（時間已到，但我一開頭晚了，所以補上延遲的時間。）「我覺得我不想再多說什麼了，我可能說了太多話，超出了原有的時間。我最後說的話沒有激起你任何回應，我覺得那些話並不得體。」

分析師　「首先，我在這裡的角色是個活生生的人，你可以就現實面和我討論事情，而這麼一來，我儼然成了你父親。其次是，這裡的某些內容是從昨天延續下來的，而你昨天覺得我抓著你不放，不讓你離開。我想，你希望我在分析裡頭提出來談的就是這一點，你一直等我提起它，但我遲遲未提令你很失望。你表達你想離開的方式，是把這念頭轉成希望我抓著你不放，這麼一來你就可以從我這裡逃開，但你沒辦法從沒抓住你的人身邊逃開，而你想逃開是因為你不想被抓著，不想接受依賴。」

94　五月五日，星期四

（這份筆記是過了一段時間之後才寫成的。）

病　患　「這樣起頭好了，經過上次以後，我很難再說出更多內容來。如果距下次假期之前只剩一個多月的時間，而且分析很可能從此結束的話，那麼值不值得再多說一些新的事情？我是拿目前的狀況和復活節放假前的情況相比，而這一次顯然是很大的關卡。我覺得沒必要讓想法冒出來。在我還不能指望自己將來有能力克服困難的時候，我之所以會有分析就此結束的念頭，說不定是對我目前的狀況不切實際的評估。」停頓。「我提醒自己，在前兩次晤談裡，我們花了大把時間談論真實事件的細節，但卻很少提到真正比較屬於個人層面的內容。」

分析師　「你記不記得，有時候你會抱怨說真實的事情在分析裡似乎並不重要，而你現在卻拿它們和另一類的內容相提並論。」

病　患　「有時候事情談得深了好像也沒什麼結果，還會覺得談話內容太過瑣碎、太過屬於意識層面或什麼的。我似乎是努力想找出對的事來談。我常覺得自己浪費了時間，或因為自己精心編造一些無意義的內容而感到愧疚。」

分析師　「在這過程中我始終扶持著你，況且，我還用各種方法扶著你；我一面進行一般性的處置，另一面則對內容做出詮釋。」

病　患　「我想起了我父親。在我母親遲遲沒上前照料我時，我父親很可能置我於不顧；我覺得我不應該認為我母親阻礙我成長，也就是說，其實是父親阻礙我成長。」停頓。「說不定當我還是個嬰兒或小孩時，我父親讓我失望，是不是這樣不得而知，但我會這樣想是因為幾年前曾有個小孩想找出父親的下落卻遍尋不著，但我的情況倒不是這樣。」

分析師　「我想這關乎一件事，而這件事某個程度上來說，是我從你母親那裡得知的，而且我之前也跟你提到過。在我和你頭一次見面之前，聽你母親第一次提到你父親時，她說你父親很完美。她顯然把他理想化了。我想，她是在後來接受分析時才恍然大悟你父親並不完美。我想你現在想要說的，就是你對於這件事的觀感。」

病　患　「沒錯，我想到一件事，就是每當我回想從前時，確實發現父親一次比一次不完美。他教養孩子的態度太過不切實際，除此之外他在其他方面的瑕疵與不足也在在令我震驚。我對於他的完美有新的想法：那是我母親對他的看法，而我過去也把她的看法當成不證自明的真理。我小時候發覺他並不完美時，感到很不可思議。我想到一個例子，有一回他來我學校參加板球比賽——親子對抗賽，他和其他的父親相比起來顯得笨手笨腳的。從一方面來說，由於我深信他十全十美，所以當我赫然發現他不完美時，簡直覺得天崩地裂；從另一方面來說，堅信他很完美的想法衍生出一些問題。總地來說，我把我注意到的不完美全都藏匿起來。」

95

分析師　「重要的是，來自你母親的這個他很完美的想法，意味著她並不愛他，不關心他真正的為人如何，只看重完美這個特質。我想，在你的感覺裡，你覺得這整件事情意味著父母親之間並沒有愛。」

病　患　「目前我和太太之間的情況就是這樣。我以前總認為她很完美，並且在心目中把她打造得十全十美，儘管我知道這樣很不合理。當我發現她不想要我時，我所打造的形象整個瓦解，失去作用。」

分析師　「你對我也有同樣的感覺。」

病　患　「嗯，沒錯，起初我以為你很完美，對所有不完美的微細證據皆視而不見。我想，每個人都有過這種經驗。我會認為，如果你不完美你就不是專家。在分析的情境底下，如果你表現得不完美，那麼我就必須表現得完美。我想這種情況通常發生在我們可以對等地討論事情，譬如打趣說笑的時候。在這種時候，我發覺自己很興奮很開心，但你卻很失望或惱怒。完美的意念是很難讓人滿意的。」

分析師　「當你對某段關係有了感情、而且對這關係的可能結果有各式各樣的想像時，這關係會令你焦慮，這時你會把我很完美的這個念頭當成是一種防衛，來抵禦這種焦慮。」

病　患　「雙方彼此平等讓人擔憂的是，我們倆都變成了小孩，問題是，父親到哪裡去了？如果我們倆當中有一方是父親，我們就知道怎麼定位自己。」

分析師　「目前，你正在你與母親的兩人關係以及你與父母親的三角關係這兩端之間搖擺不定。倘若你父親完美無缺，那麼你除了把自己變得完美無缺之外別無選擇，這麼一來，你和父親便能彼此認同，不會有衝突。反過來說，如果你們是同時愛著母親的兩個人，那麼勢必會有衝突出現。我想，要是你生的是兒子而不是女兒，你早就在自己家裡發現了這種衝突。兒子會突顯出父親與兒子之間因同時愛著母親而產生的敵對。」

96 病　患　「我覺得你指出了一個大問題。我從來都不是個活生生的人；我錯過了這機會。」

分析師　「你提醒了我，你不考慮選擇精神科或精神分析是因為你沒辦法一入行就立刻表現得完美無缺。」

病　患　「我從沒真的認為自己對什麼事不在行。」

分析師　「你用完美或不完美這種二分法來看待一切，這種截然二分的情況也在你身上出現，而且用生病來呈現。」

病　患　「不完美對我來說，就是被拒絕。」

分析師　「當我回想你跟我描述的你太太的事情時，我發現我除了知道她哪裡完美哪裡不完美之外，對她一無所知。我想像不出來她是個怎樣的女人。我想這錯不在我。」

病　患　「我不曉得我有沒有辦法形容她，我總以為你對她身為女人這部分不感興趣。況且，我很不會形容人，從來都沒法去描述一個人的個性如何、髮色如何、或諸如此類的事。我突然想到，一般人確實會在自己的分析裡頭對他人有所描述，想到這裡，我馬上覺得你是在批評我。我向來不願意用受洗名自稱，但我發覺，前幾天我就一時口誤說了個很男性化的名字，那名字聽起來很像我太太的受洗名，我想這口誤背後的意義是，在我眼裡，我太太很男性化。」

五月九日，星期一

病　患　「上回離開這裡時，我感覺到無能；我是指性無能。我實在不曉得到底發生了什麼事，和上一次來之前相比，我離開時確實感覺不一樣，這絕對和分析脫不了關係。我原本就約好要和女友見面，結果和她在一起真的不舉，我感到很不安。她的行徑也變了，這讓整個情況更是雪上加霜。她對我愈來愈冷淡，從前男友身上得到愈來愈多的滿足。他比我更能使她興奮，所以我變得有點兒惹人厭。這讓我陷入兩難，我應該奮力一搏？還是掉頭走開？可是如果我掉頭走開的話，我會落得一無所有，不過，這也不是讓事情一直懸著的好理由。我跟她說我不想當候補，但我也不曉得我所說的一切有多少真實性。來這裡時我突然想到，也許我對分析的需求拉高了，之前想要終止分析的想法是太樂觀了；但反過來說，一遇到困難就往這裡求救也不是辦法。我太太就是對我這一點很不滿，而精神分析通常也是因為這一點遭人詬病，被認為是逃避困難的偷懶做法。」

分析師　「你可以這樣來看，就是談論這個話題時我身為分析師具有兩種角色，一個是我好比是你死而復生的父親或叔父，是你可以商量事情的一個對象。雖說這不是我主要的功能，不過這功能滿重要的。我身上的另一個角色是精神分析師，你和這角色所建立的關係讓你有了轉變，對你的影響是較全面的，但卻無助於真正解決你手邊的

97

問題。」

病　患　「我覺得用前一種方式利用你是不對的，那樣太放肆了。」

分析師　「這兩種方式不會互不相容，對你來說重要的是，你會發現我不會僵化地拘泥在這兩個角色當中的任一個。」

病　患　「老狀況又回籠了，好似大清早就醒來了一樣。分析的效果不見了嗎？到底上次分析發生了什麼事？我知道那內容跟父母有關。」**停頓**。「跟我母親把父親理想化有關，所以我永遠比不上他。但這件事怎麼會造成陽萎呢？」

分析師　「我們頭一件要考量的事是：我所說的對嗎？」

病　患　「唔，你說的即使不對，聽起來也有幾分道理。再說我覺得你說的話讓我有某種反應，所以你說的八成是對的。要是你說得不對，在我身上測試的結果通常是毫無反應。不管你說得對不對，我發現母親把父親視為完美的化身這件事，讓我很擔心。」**停頓**。「我總希望別人用同樣的眼光看我，但我對別人認為我很完美這事已不抱希望。一有任何批評或證據顯示我很平庸，我不是心情糟透了，就是小題大作一番。不管做任何事，方法只有一種，就是做得完美無缺。」

分析師　「你老是說你對自己無論以什麼方式被愛都不抱希望。」

病　患　「是啊，和別人在一起，特別是和女孩子在一起，一開始兩人覺得有美好的未來時還不成問題，之後不完美的地方會漸漸浮現，情勢便急轉直下，我也沒了自信。和這女孩交往，我頭一回戰勝這種情況，建立了比較正常的關係，起碼在性愛這方面我很完美，但自從上次之後，我覺得自己再也應付不來。她不再認為我是理想情人，只是差強人意而已。錯覺頓時破滅，我落入平凡，回到與其他人一同較勁的地位，一個我永遠不會喜歡的位置。如果我淪為二流，我會逃開。」

分析師　「看來問題出在你把男人看成為了爭奪第三者的愛而互相打鬥的人類。在這種情況下，男人得先思量：『這第三者值得我這麼做嗎？』」

病　患　「我想，我只在有把握穩贏的情況下出手。」

分析師　「你不是為了那女孩而戰，你是為了確立誰完美而戰。」　98

病　患　「上回的談話提到一個很重要的字眼，那就是拒絕。不完美意味著拒絕。」

分析師　「你提到了結束分析的一個理由，可能是分析已臻完美，也可能是你達到了某個完美的階段。」

病　患　「這又牽涉到拒絕。我是為了追求完美而努力，而且因為顯然達成目標而止步？還是回歸基本面，完不完美並不重要？這麼一來，我如果不決定不再來分析，我就會在某個時間點上被拒絕。危險的是我會為了不被拒絕而決定不再來接受分析。」**停頓**。「我剛才一直試著不去想自己置身此處一事，把念頭轉到一些芝麻蒜皮的小事上頭，譬如我今晚要不要泡澡？要不要洗頭？我要講的是我的心思不在這裡。」

分析師　「在我看來，你確實做到了從我身邊走開。就你剛剛說的來看，你走開了，而且你也明白地讓我知道你走開了。」

病　患　「我突然有個念頭，而且我以前從沒這樣想過，就是如果我走了，你會不會也跟著離開？要是我離開，我還是會掉頭回來，也就是說，我會讓你知道我離開又回來。重點是，若有人離開，有誰會傷心難過嗎？會有人想去把對方找回來嗎？想到離開之後卻沒人要你回來很讓人難受。這讓我想到教育孩子的差異。遇上孩子胡鬧時你會怎麼做？拿我父親來說——不過，我想我爸未必真是如此——對付鬧脾氣的小孩的辦法，就是相應不理。不，不是父親特別會這樣，大家都說這樣很有效，孩子發現沒人理他就會停止哭鬧。從孩子的角度來看，我覺得這是一種羞辱。」

分析師　「孩子會認為，如果他使性子，就會被棄而不顧。」

病　患　「事實上，在我記憶中我爸的做法正好相反。如果他的孩子鬧脾氣，他會說：『他們過得不快樂，需要大人同理他。』而且說到做到。」（注意：分析師想起，病患在頭一回合的分析裡頭提過這件事。）「他不會責罵孩子，也不會置之不理。」

分析師　「這種做法確實會癱瘓了父子之間常見的對立。我了解你父親說鬧脾氣的孩子是不快樂的這句話的用心，但我認為他迴避了父—子關係之間常見的衝突。」

病　患　「我覺得他跟我很像。他只有在自知穩贏的情況下才讓衝突發生。就打架這種事來說，人若自覺毫無勝算還執意上場，是很沒道理的。我搞不懂昔日決鬥那種雖死猶榮的情懷，看來很沒意義。」

99　分析師　「你剛才的觀點只能就真實的打鬥來談。目前你無法運用幻想，也使不出決鬥者在一劍斃命的場景裡會派上的戲弄對手或緩和情勢等招數。所以，如果你和父親打鬥的話，目前你只會想到你們兩人之中必有一死，所以你必須非常確定這報償是值得的。」

病　患　「這和我一直在揣測時間是不是快到了的情況是一樣的，反映出同一件事。如果我繼續講，我會被打斷，這代表我輸了，或者說我被轟了出去。如果我躺在長椅上，時間到了時，我會覺得你下了逐客令。」（這時，距離結束還有七分鐘。）「我們培養出一種默契，就是我一步步收尾，不再多說什麼，然後由你喊停。即便我事先做好了心理準備，還是會讓人不快地吃了一驚。」

分析師　「離結束還有好幾分鐘你就提起這事，很不尋常。」

病　患　「我通常會絕口不提，但這讓我很難受。話說到興頭上卻要打住實在很困難。」

分析師　「我了解『在興頭上打住』這種說法是一種隱喻，你幾近要意會到閹割這回事。我會說，這就好比你涉水涉一半陷在急流中一樣，這讓人想到三種程度的敵對狀態：一種是對抗完美，你唯一能做的就是也變得完美；其次是你和你的對手兩敗俱亡；第三種，就是眼下所提的情況，兩人當中有一方受傷。」

病　患　「我同意陷在急流中這說法，這跟做愛做到一半被打斷很像。」

分析師　「所以我們又繞回到你用無能這個字眼來形容昨天分析結束後的感覺。我想指出，做愛被打斷這個意念，來自於你還是個孩子時看見父母行房便想打斷他們的那股衝動。」

五月十日，星期二

病　患　「我昨晚很激動，原因有好幾個。其中一個是我和女友之間的關係惡化，這讓我對家裡的情形更難以忍受。其次，和這裡發生的事也有關係，但究竟為何，我也說不出所以然來。這裡真有事情發生嗎？還是我一廂情願地認為真有什麼事？這其中肯定有希望被分析搞得心煩意亂的成分在，我覺得這是我能證實有事發生的唯一證據。要是我沒被弄得心煩意亂的話我會很失望，這對我來說代表沒有進步。從這個角度來看，我對最近這兩次帶來苦惱的分析倒是很滿意。」

100

分析師　「我該提醒你發生過什麼事嗎？」

病　患　「唔，好吧。」（態度持疑。）「我想這是個好主意。」

分析師　「一向很難在你腦裡出現的和某個男人敵對的念頭，如今似乎出現在你和我的關係裡。上上次的分析之後你感到性無能，而上次的分析裡你冒出了在興頭上被打斷的概念，所以在你的幻想裡頭，有兩個男人出現，其中一人傷害了另一人。在此之前，你的幻想裡只有誰殺了誰，也就是說，你認為挑起競爭很不值得。」

病　患　「我實在無法解釋為什麼和女孩子在一起時，取悅她們這事我尤其做不來，這畢竟是做愛的一部分，但感覺很不真實。對女孩子我嘴巴就是甜不起來。講這個會不會扯太遠了？但我覺得這件事和逃避競爭有關係。」

分析師　「其中一個關聯是，女友必須選擇你，而不是被你贏來的。」

病　患　「沒錯，向來是如此，都是她對我投懷送抱。」

分析師　「你說的是和另一個男人在做愛過程中互別苗頭。」

病　患　「對我來說難以忍受的是，為了某個女人在做愛這檔事上競爭。」

分析師　「如果那女孩沒選擇你的話，你會覺得被拋棄。」

病　患　「先是我太太拋棄了我，隨後女友也那樣對我。既然我變成了個討人厭的傢伙，她只會可憐我而已。」

分析師　「這類的事可以從你小時候和父母親的關係、以及為了得到母親的愛與父親競爭這個觀點來看。」

停頓。

病　患　「我看不出來這之間有何關聯。」

分析師　「也許你腦子裡想著別的事。」

病　患　「沒錯，我正為將來的出路傷腦筋。我女友建議我說，我應該在急診室裡工作，她醫院的急診室正好有個空缺。之前我從沒想過這類工作。眼下『XX』醫院的急診室在徵人，不提供住宿。我在考慮要不要去應徵。那份工作有幾個好處，比如說，來這裡很方便，如果傍晚的時段騰得出來的話，分析就可以繼續下去；另外，考量到實際面，沒有住宿費，一個禮拜可以省下一鎊。這工作可能會很辛苦，大清早就得起床，而且我勢必會更常待在家裡，必須要去面對家裡的棘手問題，但這差事還是很吸引我。急診室的工作不必立即決定未來的走向，不失為延遲做決定的好方法。」

101

分析師　「你說的這些在在顯示出你想繼續接受分析。」

病　患　「對，分析會佔據休閒的時間，也讓我沒時間和朋友們相聚，但我還是想繼續下去。」

分析師　「分析在你和女友的相處上造成多嚴重的干擾呢？」

病　患　「這問題目前已無關緊要，不在考量的範圍內，我倒不會認真地把這問題和其他因素放在一起衡量。」

分析師　「如果你去應徵的話，被錄取的機率有多高？」

病　患　「我和急診室的主任通過電話，就工作的細節討論過，除了我沒執行過手術這一點很吃虧之外，被錄取的機會很大。反正，我先去應徵，之後便等著瞧。這表示分析還會再持續個一年。」

分析師　「這麼一來，你就有時間按自己的步調想出最終的目標是什麼。」

病　患　「沒錯。」（主題浮現。）「而且那工作還有一些額外的津貼。另外還有一點很奇怪，就是那醫院所在的地理位置很吸引我，它位在倫敦的另一邊，我知道『XX』這地區當然是因為這家醫院的知名度。地點也許不是很重要，但它讓那份工作更有吸引力。說不定離這裡更近。」

停頓。

分析師　「有件事發生了。你離開了，而且你發現我沒有遺棄你。在你明確地考慮結束分析之時，你離開了，而且，幾個月之前你也離開過，當時你對這個房間裡所進行的事頗不以為然。」[101-1]

停頓。

病　患　「我感覺到整個人有幾分興奮，多少和想到新工作有關，

101-1　參閱本書附錄〈退縮與退行〉一文。

這興奮讓我從是不是要停止分析這個難題上跳開了，但它也讓我現在很難定下心來去仔細考量其他事。一個人想某件事想得入迷了，一時難以轉移心思去想別的事，會不會很不尋常？我現在很想馬上起身採取行動，但我覺得自己好像被五花大綁，動彈不得。我想去爭取那份工作。」

分析師　「和精神分析這種你必須被動地等著看會有什麼事發生的情況比較起來，你可以主動去處理的事可是容易得多。」

病　患　「我對自己過去這兩年是怎麼弄到差事做的感到慚愧。除了出席過一次英國醫學會之外，我沒有任何積極的作為，工作便自動送上門來。之後事情便一件順著一件下去。我不想再這樣渾渾噩噩的，這樣很不光彩，很丟臉。我覺得自己很軟弱，隨波逐流，至少就我還拿不定主意選哪一科這事來說是如此。即便交了女友，我也沒辦法改掉舊習重新出發，照舊渾渾噩噩過日子。高中畢業升上大學時，我簡直不是申請進去的，而是莫名其妙地晃進大學裡。就連念醫科多少也是我母親的意思，她在我背後稍微推了我一把，我就去念醫科了。我很能夠體會我太太的感受，她常因為我逛街買東西三心兩意沒辦法拿定主意而發牢騷。我連禮物也不會挑，我太太很看不起我。所以，我對自己知道了該往哪個方向去以及想要什麼感到很興奮。我太太也對我倆一同出門還要由她決定上哪兒很不滿。」

102

（這次晤談很重要的一點是，和上一次比起來，病患的心情大體上已由絕望之中大幅好轉。）

五月十三日，星期五

（他遲到了十分鐘，頗不尋常；這意味著晤談結束之際，他免不了會有『在興頭上被打斷』的感覺。）

病　患　「實在沒什麼事好說，除了我持續覺得稍有好轉之外。緊張和焦慮的情緒似乎都過去了，這多少是因為和女友分手的關係。分手讓我鬆了一口氣，我覺得這整件事情有很大的成分是裝腔做勢。」

分析師　「你理智上始終有分手的心理準備，但在情感上這件事還沒過去。你心裡也許感到難過？」

病　患　「沒那麼難過，比較是覺得淒涼和失望，還有『下不為例』的感覺。現在回頭看，我發現，我很清楚這是一場遊戲，而這場遊戲是為了保有一種錯覺，因為我以前根本玩不起來，所以這件事本身對我來說是好事。」

分析師　「你玩得很盡興。」

病　患　「沒錯。」停頓。「過去的幾個月以來我有了轉變，我確實更能變得吊兒朗當，或者說無憂無慮，雖然我對自己這一點還是感到很不自在。但這場遊戲的目的本來就是要讓自己變得吊兒朗當，這就好像我表現得輕浮卻始終不承認自己輕浮，而且還用無憂無慮的樣子來掩飾。當然我還是有覺得累、心情不好的時候，緊張的情緒也會

不時回籠，這就好像費很大的勁兒去打造另一個無憂無慮的自己一樣，所以我不是真的很隨興。」 103

停頓。

分析師 「當你跟我在一起時如何呢？」

病　患 「唔，那就完全不同了，在這裡還裝模作樣，或表現得吊兒朗當就沒意思了。在這裡，我可以把那些全拋開，真正做我自己。有時候我的心思會從當下飄走，想別的事想得入神，所以變得心不在焉，好像靈魂出竅，神遊去了。」停頓。「這種恍神的狀態很難用言語形容。」（與以前的退縮狀態相比。）「我腦裡有個意像，一部分的我想把恍神的經過說出來，但另一部分的我卻大聲阻止：『不行，你不能說。』結果最後就是遁入沉默。我現在就是處在這種心情之下，由於沒有要緊的事可說，我擔心自己隨時會睡著。結果我開始恍神，忘了自己在這裡。」停頓。「我忽然想到一個很怪的比喻，看著對面屋外坐在吊籠裡清洗牆壁的那些人，我想像自己也跟他們一樣，懶懶散散地坐在吊籠裡，一下子晃進這裡來，一下子又晃出去。我不禁覺得，自己其實有話想說，卻又不敢啟齒。上回的分析我很滿意，因為緊張挑起了焦慮——不過我現在覺得好多了，不想冒險去體驗新的事情。再說，我現在覺得我在這裡是替另一個人出主意，雖然這念頭很怪。」

分析師 「就某方面來說一點也沒錯，因為你的情況往往可以說是你把自己拎來這裡，而且有一段時間我們經常談論你，而你本人幾乎沒現身。」

「你希望我幫助你看清楚，你目前的困境跟最近出現的競爭意念有什麼樣的關聯。你頭一回體悟到，有一場競爭存在，會有一、兩個男人陣亡，所以這場打鬥並不值得。於是兩個男人發生衝突的意像在你腦中日漸清晰，其中一人可能負傷但活了下來，接著引出另一個和被遺棄有關的主題。」

病　患　「我倒是有個感覺，假使我是拎著自己來的，那麼被拎來的那個我並不想來，我得要一而再地把它拎來。」

分析師　「被拎來的自我受不了自己可能會被遺棄。」

病　患　「是吧。」（說得言不由衷。）**馬上睡著**。

分析師　「你剛才真的睡著了。」

病　患　「我搞不懂自己怎麼會睡著，我明明不累呀。」

分析師　「我身上確實存在著讓你感到危險的東西，你用性無能這字眼形容過它，而且前幾天你特意用這個字眼來描述我讓你陷入的狀態。你和女友不巧也在同一時間分手，我在想，分手的事與其說是那天在這裡的情況所造成的，不如說是那女孩的改變所致。」

104

病　患　「沒錯。」**睡著片刻**。「我很難不讓自己睡著。如果我努力保持清醒，意念會不斷湧上來；但只要我一鬆手，就會睡著。」

分析師　「所以總地來說，睡著是這兩種狀況當中比較有作用的一種。」

病　患　「近幾個禮拜以來我頭一回覺得沒有迫切的問題要談，因為沒有事情讓我分心，所以不想來這裡的念頭就開始蠢蠢欲動。我很想知道自己到底在怕什麼。」

分析師　「你怕如果你本人現身，在這裡和我有所接觸，你會受傷。」

病　患　「誰會受傷？是我還是我本人？」

分析師　「是你本人。」睡著片刻。

病　患　「不想來這裡的心情和跟女友分手的情況很像，我逼自己繼續來這裡，但一想到會受傷就逃跑。」

分析師　「這個鐘頭很快就要結束，到時候我便不折不扣地成了那個傷害你的人。我想趁你還待在這裡，結束的那一刻還沒到之前，先跟你說這一點。我想，你覺得上次的復活節放假等於是我嚴重地傷害了你。」

病　患　「我今天睡著的情況很特殊，一定和我父親很完美、還有我比不上他等等這一切脫不了關係。」

（這病患好像沒真的把我的詮釋聽進去，儘管每次睡著前他總能設法回答『對』。）

分析師　「沒錯，和父親敵對會招來危險，尤其是你把積極做愛這件事涵蓋進來的話。我不確定你是否覺得父親有辦法做愛？」

停頓。

病　患　「我沒什麼好補充的，只會換不一樣的話把同樣的事再說一遍而已。人要費很大的功夫才能把轉移女人的注意力這件事做得很順手。套句話說，我就是『還沒準備好』，一切都很朦朧。」

分析師　「看來，從全面放棄做愛並且積極轉移女人的注意力當中，你多少保住了你的陰莖和體能。」

病　患　「我覺得我沒辦法安心自在或無憂無慮也屬於這類消極的

事情之一，我要花很大的力氣才能讓自己感到輕鬆愉快，這實在很怪。」

分析師 「看來你目前有的就是這兩個選擇，假如你現在開始積極找人做愛，而不是被動地等人來找你的話，你會發現有新的恐懼冒出來——害怕會陽萎。」

病　患 「我剛剛冒出一個古怪的念頭，覺得既然父親已經死了，這一切似乎都是徒勞。我以前從沒去面對這件事。如果這關乎競爭的話，那麼這是一場空談，因為父親已經過世了。我覺得他的過世帶來兩方面的影響：一方面是，我認清他已過世；另一方面是，我們已經把他過世這件事談開了。」

105

分析師 「這說來好笑，但我認為此時此刻你忘了我人還活生生地在這裡。我們今天的時間到了。」

五月十七日，星期二

病　患 「今天真的有很多話要說，但我想從你上次說的話談起。你說你人還活生生地在這裡，這句話讓我猛然察覺，上次的分析你並沒發揮什麼作用，在我看來，那表示你並沒活著。你活著就會有作為，讓事情有所不同。我也想到自己其實對你毫無感覺，既不欣賞、不愛、也不恨，這就好像在我的感覺裡你並沒活著。」

分析師 「所以當我說我人活生生地在這裡時，這句話其實沒起多少作用。」

病　患　「不，我不是這個意思，那句話讓主題浮出檯面，也凸顯出我和太太談話時想到的一件事。我強迫她開口坦承一件事，硬要她說出她早先打消想和你見面的念頭時是怎麼回事。她老是不肯說當初為何要打消念頭，甚至還說：『我打死都不講。』同時我也在猜，她是顧慮到她一不在我身邊，我很可能會自殺。如今她承認說，她當時想問問你，假使她離開我，那麼接下來的情況會如何。不過，她沒有選擇那樣做，她暗自決定不離開我，儘管她當時已經交了男朋友。前些時候你說過，我從沒把我太太描述得像個完整的人，所以你不曉得她是何等模樣。我覺得你是在暗示說，你想見她但卻又刻意避不見面。同時我也閃過一個念頭：說不定你背著我和她有聯絡。」

分析師　「假使你發現我和她有聯絡，你會有什麼感受？」

病　患　「我會很震驚，雖然說我之前並不介意我媽在我不知情之下跟你有聯絡，當時我處理不了我自己的事，所以那很合理；但如今情況不同了，我會很火大。我太太拚命勸我別去就醫、別放下工作、別接受精神分析。她搬出新的理由不讓我到醫院就診。她深怕由於她男友的緣故，她會抗拒不了想離開我的念頭。她對我說這些的時候，我感到很無力。她對我接受精神分析很反感，多少是因為我以前總跟她說我不信精神分析這一套，而她被我的軟弱嚇壞了。她說精神分析是坑錢的江湖騙術。這倒點出了一個問題：我的進展有多大的程度確實可以歸功於來這裡接受分析？如果我沒來這裡，我就不會有同樣的

106

進展嗎？當然她的某些看法我也認同。我現在是每個禮拜接連三次持續不斷提醒自己有病，我太太就是這樣說的，言下之意是，我最好別再來這裡，也最好繼續正常發展下去。我想你給不出答案的，你自然不會說：『沒錯，我是個招搖撞騙的蒙古大夫。』假使你夠坦誠的話，當你認為分析沒有效果時你就會喊停。要是我太太承諾說，如果我停止接受分析她會在我身邊支持我，我也許就會試著不再來了，但她不會這樣說。再說，就算她承諾了，她會遵守諾言嗎？我在想，我們在這裡到底達成了些什麼？我的問題在於我老是逼人家替我做決定，我很想逼你說些什麼，但從另一方面來說，要是你真替我做了個決定，我會覺得自己很幼稚。」

分析師　「我想，當你說這些事情的時候，你忽略了潛意識的配合這整件事。如果你想來這裡而我很令你失望，我想你早就不會再來了。」

病　患　「我老盼著分析進展到某個階段時你會說，儘管我們需要做的事情還很多，但你已經盡了全力，我們該結束了。」

分析師　「沒錯，這也有可能。」

病　患　「上次分析的時候，我心裡確實有個疑問：『溫尼考特罩得住嗎？』」

分析師　「我們可以從兩個角度來看這件事。一個是理性的角度，這你之前談過；另一個角度是，你說話時其實透露出某種極度的焦慮。這些焦慮和你體悟到男人之間可能彼此競爭，或者更進一步推，男人之間的衝突可能造成其中一方受傷而不是死亡這個新情勢有關。順帶一提，上回你遲到了，這很不尋常，也就是說，在那一整個鐘頭裡我心裡暗想，當時間到了我喊停時，你會覺得在興頭上被打斷。」

病　患　「我最近發覺到我比較不會那麼緊張兮兮地要準時到。今天是禮拜二，通常你會讓我等上一會兒。以前我會提早出門，以免路上有突發狀況而有所耽擱，並且準時抵達。今天我遲到了幾分鐘，這得怪我，遲到只是因為我看重的事情不一樣了。」

分析師　「你確實不那麼擔心準不準時這件事了。」

病　患　「我覺得我根本是明目張膽地姍姍來遲。我今天遲到了好幾分鐘，真的算是嚴重遲到，是無聲的抗議。我之前好像沒提過這件事，就是待在這裡的一個鐘頭裡我從不留意時間，從不看錶，我覺得我不該看錶。這裡沒有擺設時鐘，用意想必也是要讓人放鬆。不過，最近我偶爾會偷瞄一下手錶，我覺得這樣很沒禮貌，但我實在搞不懂自己幹嘛這樣做。」 107

分析師　「你這些話不經意地透露出，你無意測試我的功力如何，不想知道我是不是值得你花那些錢。」

病　患　「嗯，就目前時間上的安排來說，我偶爾會超過時間，我覺得這是你送給我的禮物。如果我看手錶，我會覺得我是在提醒你時間到了。」

分析師　「你透過這些不同的方式象徵性地挑起你和我之間的敵對狀態。」

病　患　「我想回過頭來談剛剛沒講完的關於我太太的事。我確實不曉得自己要什麼，也不曉得自己應該要些什麼。看來，要她自己回心轉意是太異想天開了，想和她談判的念頭也是很不切實際，不值得我這樣做。」

停頓。

分析師　「你太太還是反對精神分析嗎？」

病　患　「是啊，大概吧，但她沒有明著說。要是她挑明這樣說，那麼她就要提出交換條件來。她只會說，她希望我能夠獨立自主。問題是，她從不相信我病了，也不認為我需要幫助，到頭來，現在不管發生什麼事，她全怪到精神分析這上頭來。再說，我剛得到專科住院醫師這職務，興奮不已，這代表我的身分地位和收入都跟著提升，但後來我發覺這情況很危險。問題是，我應付得來嗎？再者，我是不是要破釜沉舟地選擇學術研究這條不歸路？」

分析師　「也就是說，你不必上開刀房替病人動手術。」

病　患　「不，這並不打緊，重要的是做這份工作很可能會讓我變得鬆懈。以我目前的工作來說，為了應付病人和他們的需求，我得上緊發條，當上專科住院醫師我只會變得懶散。我在很多方面都顯得缺乏自律。比方說，我下定決心要戒煙，但就是改不掉，這多少是我軟弱的緣故，但也是藉故撒野，故意跟我自己下的誡律唱反調。」

分析師　「由內而來的箝制力強烈到讓你覺得自己快要癱瘓了，所以你不得不起而反抗它，以便重拾自由。」

病　患　「當我有閒暇的時間可以利用時，有時候我還真不敢叫自己去工作，不然這個內在的驅力會把我搞得很沒人性。我常常有種感覺，覺得不想錯過什麼，覺得自己如果屈服於內在的這股強制驅力就會錯過一切。」

108

分析師　「當你能夠等到你真的想做什麼時才去做，你更能從心所欲。」

病　患　「可是我想要好多東西。比如說，我現在有個欲望，但我也同時感覺到必須安分。那初始的欲望不是重點，重要的是我感覺到由於恐懼使然，我必須安分。我不想因為恐懼而安分，這會讓我更孤單。當專科住院醫師的這份差事，如果我做得好的話，我會變得冷漠，所以這工作的前景滿嚇人的。我會每天下班就回家，人生就此停擺。我發覺自己很不想和太太獨處，那會讓我覺得自己活在一座孤島上，而且她根本沒有朋友。就某方面來說，和她獨處的情況和長大成人、為人父母的狀態是背道而馳的；假如我們都是小孩子，我們就盡情地當個小孩子，但是當父母是很孤單的。而且，我沒辦法和人交談也是出於怕孤單這個原因，我很怕自己會高高在上地支配一切，所以，我用沒話說來推託，等別人開始交談，我才伺機加入他們，藉此躲避孤單。」

五月十八日，星期三

（當天我本身很累，非得強打精神才能支撐下去。我的狀態極為明顯，但在這情形下病患反倒毫無睡意。）

病　患　「我們昨天說到一半時間就到了，我想不起來說了什麼。我知道我說到看錶以及避免說話被打斷的一些方法。」

分析師「我一時之間也想不起來昨天最後說到哪裡，不過，我一想起來就會馬上告訴你。」

病　患「我想不起來昨天說到哪裡，我這麼健忘鐵定是對某件事發出抗議。我們好像說到我太太的態度，而你也提到潛意識的配合。」停頓。「看來今天沒什麼可說的。」

分析師「我想起來了，我們昨天最後談到，你覺得你如果以父母親的身分自居，你會很孤單，但如果以小孩子的身分自居，你就有其他小孩陪著你。」

病　患「喔，對，這和我太太看不慣我很幼稚、說我愛發牢騷很吻合。我覺得我是在所謂的潛意識裡存心變成那樣。」

109 分析師「這也算是一種玩耍。在你心目中，站在父母的立場和站在孩子的立場似乎是截然不同的兩回事，這兩者像是相互牴觸一樣。」

病　患「而且，我很怕把話說出來。我的疑問是，我說話得體嗎？我總覺得自己說話矯揉造作得很不自然。」

分析師「在講話和不講話這兩個極端裡，你不是指使他人，就是聽命於別人。」

病　患「不，感覺起來比較像是別人會依賴我；這不太一樣，是用不一樣的概念來看同一件事。我應該說，關於新工作的焦慮不只是從深層的潛意識而來，它也是意識層面的疑慮——我有這個能力嗎？我現在腦海裡有個意象：我看到有人從外面進到屋子裡來，外頭有一些未知的因素存在，但在屋子裡頭，焦慮得以舒緩，所以我把門關上，免得受到外頭因素干擾。」停頓。「我的心思好像飄走了，譬如說我想到昨晚看的那場電影。看來，我是故意逃跑。我發現到一件事，就是如果我腦中跑出一些意念，那我就是在工作，但我在這裡應該是要放鬆的，而放鬆是工作的反面，所以不該有念頭跑出來，或者說，我可以神遊去也。」

分析師　「你的心思飄到哪裡去了？想到哪部電影？」

病　患　「呃，我看了《卡門新傳》（*Carmen Jones*）。」

分析師　我說我看過那部電影。

病　患　「那是戲謔版的蕩婦卡門。劇情和目前醫院裡的白人護士慢慢被黑人護士取代這問題有關。這部電影全部由黑人擔綱演出，這本身就很反常，就算在美國也不可能只有黑人而沒有白人，它根本是脫離現實，和真實的情況有很大的出入，所以片子裡的黑人和黑人護士無法彰顯友誼的真諦。」

分析師　「你跑開了，希望找到小孩子一同玩耍，但你身旁卻沒有合適的兄弟姊妹陪你玩。」

停頓。

病　患　「我想到一件事，我是和女友一起去看這部電影的，她告訴我說她找了一個埃及男人當試驗品，我不禁暗想，難不成我只是她的另一個試驗品罷了？這一切全變得很無情。這麼說來，我是不是也要找個黑女人試驗看看？相較之下，我太太跟她可是南轅北轍，儘管我太太也交了個男友，但她對肉體上的出軌依然戒慎恐懼，即便只是假設性地討論，她也做不到。她對自己有男朋友一事還是感到很不自在，因為她內心並不容許自己腳踏兩條船。絕對忠貞的概念對我來說太空泛了，所以一點也不重要。我的出軌不算什麼，只要精神上是貞潔的就好。我想，我太太想離開我的原因之一，就是她無法忍受自己出軌。」(此處的紀錄寫得並不清楚。) 停頓。「我搞不懂自己幹嘛一直說著和太太之間這種無解的狀況說個不停，一時之間把找其他小孩當玩伴的事全拋到九霄雲外去了。原因之一大概是我把我太太當成母親看待，就像依戀某個母親形象一樣。」停頓。「我的思緒卡住了。」

分析師　「你似乎可以變成依賴母親的孩子，但假如你變成孩子，你會找不到玩伴。」

病　患　「關於這件事，我有四點回應。首先，在我對太太的依戀裡，我是獨子。其次，對自己的太太有這種依戀是很反常的；就算我太太願意，社會也不容許這種事，何況她鐵定不願意。第三，我知道我太太對我這種態度很不恥。第四，我也瞧不起自己。所以我把決定是否來這裡的重責大任交給她。當我生病時，這還不成問題，我可以不理會她的看法；但我現在覺得，要應付她的眼光還真是棘手。來這裡我會貶低我自己，我會透過我太太的眼光來看事情，她認為我那受過大量精神分析的母親與姊姊都很不正常，而事實上她們後來又都陸續回去接受更頻繁的分析。我母親的狀況依舊極不穩定，這又更加深了她認為精神分析是個江湖騙術的想法。」

分析師　我試著從兩個面向來看停止分析這件事。一個是從理性的角度來看，而他清楚地談過這一方面的問題；另一個是，他害怕分析繼續下去會觸及三角情勢、競爭以及閹割。我沒有把詮釋說得很清楚，一則是因為我很疲倦，再者也是因為，就在說出這個必要的詮釋之前，我不是很有把握。

病　患　「我的心思又跑走了，想到醫院裡頭的事。」（在這當兒，我發現自己難以集中精神。）

分析師　（我之所以做這個詮釋，主要是為了讓我自己的注意力集中，其他考量反倒是其次。）

「當我們提到你和我處於一種敵對狀態時，你發現自己處境艱難。比方說，你從沒把你和我之間的關係想成是你利用我。」

病　患　「我太太瞧不起我，我對自己也有同感。如果我靠你和她來替我作主，就像我現在一樣，我就沒法自己決定分析是要繼續還是結束。兩天前的晚上，她談到她男友，她說關於他最重要的一件事是，他決意離開他老婆。這是她頭一次把話說得那麼明白，所以她正在考慮要怎麼回應他。他肯定不會像我這樣想要談條件，不會對她說如果她願意和他一道生活的話他就會離開他老婆。他一馬當先自己作主。我太太希望我明快地做個決斷，決定要不要繼續接受精神分析，別跟她說那種如果她不離開我，我就把精神分析結束掉這種討價還價的話。」

五月十九日，星期四

111

病　患　「我又忘了昨天的內容。我老是很健忘，最近兩次格外明顯，而且我又覺得昏昏欲睡，就算我有累的權利，也找不出累的原因。」

分析師　「我想我今天最好別提醒你什麼，順其自然就好。不過，我想告訴你，我昨天很累，我的疲累很可能影響到你。我想提一件事，就是昨天最後我說對面的房子正在進行粉刷時，你跟我抱怨說這房間太多白色了。」

病　患　「我想從最後一點說起。我真的很喜歡對面房子的那種黃色，我原本以為那是石頭的自然色澤，但我現在知道那顏色是粉刷上去的。重點是我覺得，提供一個周遭全都沒有顏色的中性空間給病患，是你精心安排過的。」

分析師　「對，你說的有那麼點道理。比方說，我掛的那些畫就不是很醒目。」

病　患　「我的疑問是，這真是一種策略嗎？還是說，溫尼考特偏好白色？你的出發點真是這樣嗎？譬如說，你有時候會在小瓶子裡插一朵花。在我看來，這不是意味著吝嗇，就是陽萎，好像你很沒生產力、很沒用似的。我很怕我接受分析到最後也會落得毫無結果。譬如說，我的房間裡就沒擺相片，一張家人的照片也沒有，我不想永遠這樣。我看過一篇小說，裡頭有個很重要的部分提到某位輪船上的護士沒有情緒，為了表達她的漠然，小說描述她的船艙內沒有任何擺飾也沒有相片。我不想她成為我的寫照。」

分析師　「所以危險在於，如果我的作風和她一樣，那麼分析就會讓你停滯不前。」

病　患　「沒錯，這種作風有點兒失去人的味道。我去瑞士時，發現那裡好乾淨，但也毫無個性。在我看來，瑞士人很無趣，也沒有宏偉的文化。相同主題的另一個切入點是，我注意到義大利最近有部紀錄片談到電力火車不會排放煤煙和灰塵、效能高，但它就是沒有蒸氣發動的強力引擎，而這引擎可是個浪漫的象徵。如果蒸氣引擎被廢棄不用的話，火車發動行駛就沒那麼壯觀了。」

分析師　「這讓我想起上一回談到的，和我說『我人活生生地在這裡』這句話有關的事。」

病　患　「那是上上回的事。而且，我從你身上漸漸發現到的一些事，讓我對你的觀感大打折扣，覺得你有失為一名完美的分析師。我之前以為精神分析師總能掌控全局。我在想，如果你疲累的話，你能不能繼續工作下去，還有我一定很讓人沉悶等等之類的事。」 112

分析師　「你剛才認為自己很令人沉悶的同時，你也把我的疲累歸咎於是你造成的，而沒考慮到我有我個人的生活。」

病　患　「我頭一次在這裡感覺到忌妒，因為你也和其他人晤談。」

分析師　「這讓我想到你曾說，如果你太太扮演母親的角色，你希望自己是獨子。上回我們也提到你太太，談到她說起她男友的態度，還有他沒跟她討價還價地談判。」

病　患　「喔，對，我全想起來了。我當然覺得我得當心才行，在我放棄什麼之前一定要先確定自己抓住了些什麼。」停頓。「我好像卡住了。」停頓。「我記得上個禮拜我說我沒辦法獨立自主，然後你說我是太早就得要獨立自主，這似乎和我必須確定抓住什麼之後才放手這個想法很吻合。」

分析師 「『獨立自主』這個成語讓我想起你曾讓我在腦海裡描繪出一個逼真的畫面：有個坐在母親腿上的寶寶，拚命想靠自己的力量站起來，這使得他腿部酸痛。」

病　患 「那確實是小孩子邊扶著什麼邊學走路的部分寫照。」

分析師 「如果大人沒在孩子小的時候扶持他，那麼孩子就得靠自己的力量扶持自己。」

病　患 「上次之後我一直在想，自慰是沒有性生活的緩衝劑，是我可以緊抓著的一件事。我一想到沒有性生活就覺得受不了，克服這個困境的方法之一，就是假裝沒有性需求，而這樣做確實也是緊抓著某樣東西。」

分析師 「你這些話或許也暗示了吸吮大拇指這回事。」（就在這個時候，我察覺到病患和我的談話變得漫無方向。幾乎是頭一遭，我感覺到自己身為分析師卻亂了譜，只能就當下冒出來的重點回應。我思忖著要怎麼讓分析回歸我在無意中干擾到的病患的自身歷程上。）「我想你是在告訴我，你又開始自慰了。」

病　患 「對，其實從來沒完全斷過。我多少把戒掉自慰當成是進步的指標，沒戒掉自慰感覺上象徵著沒有進步。我以為交女朋友就不需要自慰，但實情不是如此，事實上也不該如此，因為這麼一來談戀愛會變成只是為了擺脫自慰而已，而不是為了關係裡頭一些正面的東西。不過無論如何，自慰上癮也無害。」

113

分析師 （此時，我腦裡閃過一個念頭，就是自慰可能和閹割恐懼有關，而且他告訴我他又開始自慰這一點很重要。我認為在這當下做這個詮釋並不恰當。）

停頓。

病　患　「我發覺這裡有個矛盾點。我努力想做到獨立，但我來這裡接受分析只會變得更依賴。我太太對這一點很不解，事實上我也搞不懂。」

分析師　（我想，眼下是把事情全盤統合起來的好時機，於是我做了個很長的詮釋，因為他十分清醒，所以做這個詮釋是行得通的。）

我說，我們目前又回到了一對一的兩人關係裡，也就是他作為嬰兒和他母親之間的關係，而這關係是打從介質這字眼出現開始一路持續發展，直到第三者出現為止。

病　患　「我太太批評精神分析會讓人變得依賴。」

分析師　「你自身的依賴讓你很痛苦，特別是你目前正逐漸好轉的情況下更是如此。當你在日常生活裡變得獨立是沉重的負荷時，你冒著被遺棄的危險，無論如何只對分析產生依賴。」

病　患　「我說了一些話，而你卻毫無回應時，我確實感到被遺棄。」

分析師　「這也要把你女友的態度考慮在內，你從她的態度裡感受到拒絕，這拒絕不只來自於她，也來自於我，因為她代表了我的某一面。我提起自己上次很疲倦，之所以提起這件事，是因為我覺得你會把我的疲憊解讀成一種拒絕，而你對被拒絕這一點是很敏感的。」

病　患　「其實我並沒注意到你很累，我當時有點心不在焉。」

分析師　「沒錯，我想你可能沒發覺，但我分辨不出來。我們還提到電影裡和醫院裡的黑人，以及把黑人當試驗品的事。接著，分析是否也是一種試驗這疑問冒了出來，而且，精神分析情境下的中立氛圍似乎讓你發覺到你很難和黑人發展友誼。」

114 病　患　「我體悟到精神分析不能保證有效。起初我認定分析師也會有失誤——理智上知道會有這種情形發生——但總認為不會發生在我的分析師身上。我把分析當成贏面很大的賭局來賭，認定自己一定會有很大的進步。」

分析師　「我想，當你來找我時，重要的是我必須觀照你，所以我要負起所有的責任。當時你病了，所以很容易接受這個想法，但現在相對來說你好轉很多，你發現自己得決定是不是要來找我並且要承擔所有的風險，這是非常痛苦的一件事。」

病　患　「這是個很難做決定的問題。何時放手才安全？不試不知道。就像學溜冰一樣，一直抓著扶桿是學不會的。所以我知道，將來有天要面對的，不是一種過渡狀態，而是驟然的斷裂。我勢必要做個重大的決定，除非你突然跟我說不必再來了。這和學游泳或騎腳踏車一樣，父親的立場就是給予支持，然後趁我不注意時突然放手，我以為背後有人扶著，但其實不然。那樣做很有效，但我很怕在這裡也會遇到同樣的情形。我怕你會突然說，『很好嘛，你現在自己做到了。』雖然這一招用在學騎腳踏車上很有效，但用在這裡對我來說是一種打擊。」

分析師　我說自從第三者出現之後帶來了某些困境，分析的進行也受到競爭焦慮所導致的退卻影響。由於他從三角情勢中退下陣來，所以他得不到伴隨著三角情勢而來的解脫。所以擺在眼前的問題，關乎獨立與依賴，或者說，和害怕被遺棄有關。

「如果你現在就想結束分析，你就要做到獨立，或者不被人遺棄，但這會使得一對一的兩人關係破裂，而且就你的狀況來說，也會避開三角情勢特有的新屬性。在三角情勢裡頭，你在想望中與父親決一死戰時，你可能輸也可能贏，於是，你從害怕被拒絕，轉為害怕被謀殺、或害怕被傷害。關鍵性的一次分析，就是你帶著性無能的感覺離開的那一回，那情況就像是我損害你的性能力，讓你和女友的戀情告吹。」

五月二十三日，星期一

病　患　「我還是沒有特別想說什麼，除了說打從上次以來，我在心境上是覺得不來這裡也不會有問題，雖然我知道來這裡收獲會更多。我的意思是說，我應付得來。這應付的能力多少得看外在的因素而定，我得考慮到假使外在又出狀況的話該怎樣辦。然而話說回來，我很有本事去應付不順心的事。最讓我感到不順心的就是孤單，但我發現我不像以前一樣那麼擔心這個問題。說到孤單，當身邊幫得上忙的朋友少之又少時，我大半會感到孤單，不過我目前覺得可以幫忙的人愈來愈多了。」 115

分析師　「如果你可以忍受孤單，那麼你與人接觸會更輕鬆，因為如果你害怕孤單，那麼你急切的心情會在你和人一接觸時就把事情搞砸了。」

病　患　「人們只會在你不刻意要和他們做朋友的情況下才會和你處得很好。但我現在對別人不會要求那麼多，而且我也不會那麼緊張了。和人交談整體說來還不是件容易的事，依舊得花力氣，再說，我始終覺得自己肯定會讓人覺得沉悶。」**停頓**。「今天晤談一開始時我想到一件和沒話說有關的事，而且那事只會在這裡發生。我簡直是執迷不悟地認為自己非得說些有趣的事才行。我記得在安妮皇后街那段時間（第一回合的治療），有句話我老掛在嘴邊：『沒什麼值得說的。』如果我把一些平常的事拿出來說，我會顯得很蠢很輕浮，但我在這裡有時候不想把某些事拿出來說，是因為我真的覺得不值得一提。在外頭，我常發現別人說一些芝麻綠豆大的小事，我以為那樣才是正常，所以我使勁地有樣學樣。在這裡我不再覺得聊天很彆扭，也許我可以把我碰見的或大家常講的那類零碎的事拿出來說。如果你很當一回事地認真聽，那麼你就像大人在哄無理取鬧的小孩說：『乖，乖，都聽你的』，不過是擺出施恩的面孔，表面上敷衍罷了。精神分析的情境原本就存在一個困難：你要營造正式的氣氛，假裝很正經等等，也許還要憋住不能笑。我覺得自己喋喋不休說的全都珍貴無比，但你聽了之後可能會笑出來。如果你說我講的哪件事是廢話，我會覺得自己被狠狠地踐踏。」

分析師　「你的談話包含兩個元素，一個是喋喋不休，另一個是具體的內容。關於喋喋不休這部分，和一般的說話很不一樣，它來自於嬰兒的呀呀自語，只要是活蹦亂跳的小娃兒都會做的事。」

病　患　「但我總覺得我需要說服自己說，輕率是可以被接受的，儘管我十分清楚，分析師按理說是會接受這一點的。我別無選擇地強迫自己輕浮，之後又馬上否認掉，尤其是沒達到效果時。」**停頓**。「我似乎一直在找要從哪個地方說起。我要怎麼表達自己喋喋不休或叨叨絮絮的這個困境？我會突然住口，半句話也說不出來，讓情況變得很可笑。住口表示我顯得很丟臉。」**停頓**。「我又想到等著別人先開口，這是躲避責任的一種做法。如果對方帶頭提起某個話題，他就不可能反對別人聊這個話題，不管怎樣，用這一招可以避免被取笑。」

116

分析師　「看來在某個時期裡，你極可能一度、或有好幾回講話喋喋不休而遭人取笑，這使你心靈受創，所以你謹記著這個教訓：『下不為例。』」

病　患　「當然可能有某個這樣的具體例子存在。找不到這樣的例子來說在這裡等於是一事無成——分析就沒看頭了。」

分析師　「在這樣的例子中，有一點可以特別挑出來說，就是這件事和你是否被愛、或者是有條件地被愛有關，而後者只有在前者成立的情況下才對你有好處。我也想起了『在興頭上被打斷』這句話，它隱含的意思是已經對你造成傷害。」

病　患　「它隱含的意思是，想到自己一直對著另一人說話，但對方卻不在那裡，彷彿是對著空氣說話一般，就覺得難以忍受。」

分析師　「對我來說，始終有個問題是，我要就你所說的回應，還是關注你說話這件事對我本身的影響。」

病　患　「問題是你聽我說話是不是覺得煩。」

分析師　「這包含兩種可能：一個是對方真的轉身離開，另一個是對方心不在焉。」

病　患　「我指的是第二種。」

分析師　「你常遇到的情形是，如果你喋喋不休，對方會掉頭走開，但如果你講話生動有趣，對方就會留下來聽。」

病　患　「我小時候一定常常碰到這種情況。」

分析師　「也許我們所關心的是第一次發生這種情況時是如何；本來心思全放在你身上的某個人，突然間卻若有所思心不在焉，拿你本身當例子來說，你的心思會不時飄走，你現在有時候會把這種情況形容為從我這裡離開。」

病　患　「也許我想要攻擊（attack），呃，吸引（attract）母親注意，但卻遭到冷落，而被喝止。所以我決心不再讓自己有被喝止的可能。」

分析師　「也許你發覺自己用離開來喝止我。」

病　患　「不，我倒不這麼想。當我回過神來，我就不介意了。我會回來繼續接受分析，在這裡有時候可以聊一些瑣事，不必很認真，還滿不錯的。」

117 分析師　「你不敢相信我察覺到你很孩子氣卻還容許你這樣；事實上，你一直沒辦法在這裡表現得很孩子氣。」

病　患　「醫院裡有位病人跟我描述到他跟分析師晤談時的情形，他說有次晤談中他找不到話說，於是談起歌劇來。他覺得自己這樣做很不對，但又打從心底瞧不起那分析師：『你很遜，看看我怎麼以其人之道還治其人之身。』沒想到，那分析師依然全神貫注地聽他說話，結果分析大有斬獲。」

分析師　「既然你是拎著自己來接受分析的，我們就不能期待你會喋喋不休，因為當你像現在一樣要在這裡說話時，你會表達出藏在『說話的背面』的內容。」

病　患　「這情況有點荒唐，我來這裡是為了能夠做到一件我做不到的事，而這件事就某方面來說正是你期望我能夠做到的。」

分析師　「我們現在談的是，你做不到把照顧嬰兒這事交付給我，好讓自己可以安安心心當個嬰兒。」

停頓。

病　患　「實在很難再往下說。我必須善用每個荒唐的情況，別無選擇。我感覺自己像是努力要做到隨興自然，卻又老是做不來。」

分析師　「我想提醒你先前不小心把吸引（attract）說成攻擊（attack）。」

病　患　「喔，對，我記得。」

分析師　「說不定『攻擊』是今天最關鍵的一個字眼。」

病　患　「說不定喔。再說，如果我表現得很隨興，我會覺得自己不被人接受，所以為了挽回局面我會發動攻擊。這其中隱含一個念頭：因為媽媽不聽我喋喋不休，所以大發脾氣式的攻擊顯示出我內心衝著她而來的毀滅性衝動。」

分析師　「也許你說的是莫大的憤怒。」

病　患　「今天結束時還會有這個風險，再度上演母親或某人無意再聽我說話的戲碼。」

分析師　「透過事先預料會有什麼情況發生，你可以在真的遇到不堪忍受的情況時給自己多一點保護。情況之所以會令你覺得不堪忍受，多少是因為它會挑起憤怒。」

病　患　「這就和跳河一樣，如果沒人聽到我呼救，往水裡跳根本是白忙一場，自尋死路。除非有人拉著，否則自制很必要。」

分析師　「聽起來你像是在說，你進入某人的意識之內，卻發現他的心思全放在別人身上，無暇顧及你。如果父親放開扶著腳踏車的手，不是因為他有心幫你學會騎車，而是他心不在焉疏忽了，對你並沒好處。」

118 病　患　「這讓我想起玩捉迷藏。小時候我覺得玩捉迷藏很危險，要是小孩子躲起來，大人卻因為有別的事要忙而忘了去找他的話，那種被遺棄的感覺會讓人受不了。」

五月二十四日，星期二

病　患　「我還是腦袋空空，無話可說，可能一整個鐘頭也吐不出半句話來。如果我只有芝麻綠豆大的事好說，那說了也等於沒說。我想到你昨天說，整個晤談當中只有一個字眼很重要，那麼其他的話還不如不說的好。」

分析師　「我因為專注在你說的內容上，一時忽略了喋喋不休這個因素，有點兒掉入了自己的陷阱。」

病　患　「真難得有這麼珍貴的事發生，這比好幾個鐘頭的討論還更重要。夢和失誤都稀奇得很哩。」

分析師　「這失誤證明了在說話的你之外存在著另一個你，也證明了你的內在有衝突，還證明有某種聯繫。」

病　患　「我覺得我應該要避開這種審查，但談何容易啊！」

分析師　「我們確知一件事，就是你對於被人取笑、以及在興頭上被打斷這兩件事有莫大的恐懼，你會保護自己不被這些危險所侵害。我注意到，我們又談到了你和母親之間的直接關係，或者說，你和會讓你挫敗的另一個人之間的直接關係。你愈來愈感覺到你和母親的關係是被父親制止的。」

病　患　「經你把這些事這麼串連在一起，我想起父親以前很愛捉弄人，常把我惹得一肚子火，我想，就是因為這個緣故，我內心才會有一股毀滅性的欲望，很想把他殺了。他捉弄我捉弄個不停讓我很火大。」

分析師　「我們得要來看看你父親避開和你直接發生衝突、卻又藉由捉弄這種迂迴的方式表現出敵意的這一面。捉弄具有一種魔力，它的效果遠非言語所能形容。」

病　患　「我想到有件事對我很有吸引力，它跟諷刺或挖苦很類似，是我對付別人的捉弄的一樣法寶。這法寶無堅不摧，是個威力強大的武器。對我來說，拐彎抹角的諷刺比單刀直入的攻擊有魅力多了。要是有人得罪我，我會狠狠把對方挖苦一番，但表達得非常隱微，聽的人根本聽不出來是諷刺。」

分析師　「所以藉由諷刺、挖苦人，你有力量摧毀你的敵人，而且 119

對你來說很重要的是，你理所當然地認為我不會嘲諷人。」

病　患　「這讓我想到，我會納悶你有沒有作用還是要死不活的，會有這個納悶是因為，你從不發火、從不捉弄人、不嘲諷人、也不武斷，你甚至還會認錯，隨時都可以收回你自己說過的話，最後還大方地道歉。如果你是活生生的，你會更強勢一點。總地說來，你會耐心等候時機，不會貿然做詮釋。你要是活生生的你就不會等了。再說你也從不引導我，這一切都是消極的。」

分析師　「也就是說我是死的。」

病　患　「你的作風和我父親大相逕庭。他在世時的模樣就是我剛剛說的那種專斷強勢、鐵腕作風，所以你老是扮演不會挖苦人等等的母親角色之類的。」

分析師　「所以在這裡你和母親建立關係比較容易。」

病　患　「我突然想到，你來當我媽媽是起不了作用的，因為我已經有一個媽媽了；我缺的是爸爸。」

分析師　「你會發現，我不是當你爸爸，就是當你媽媽，所以在這裡只有我和你兩個，不會有多於兩個人的情況發生。因此你在意的，不是母親心不在焉讓你覺得被遺棄，就是父親心不在焉讓你覺得被遺棄，而他已經過世。除非我們認為你父親依舊活在你心裡的某個角落阻止你喋喋不休，否則你不會覺得父親阻撓你和母親在一起。」

病　患　「沒錯，父親扮演審查者的角色。我只有假裝我說的話不是從我的嘴巴冒出來的才能逃過審查。」**停頓**。「嘲諷挖苦的特點是話中有話，那絃外之音對方是聽不出來的，我會想像對方被我這些帶刺的話傷得鮮血淋漓。這種殺人不見血的方式比單刀直入的攻擊有效多了，所以我都用這種手法傷害人。」

分析師　「重要的是，這一切都是透過隱晦的方式進行的。」

停頓。

病　患　「有件事我很難說清楚，那就是如果我出於愛想讚美人，用拐彎抹角的方式表達反而更難做到。我找不到等同於嘲諷的迂迴戰術。我沒辦法送人家禮物，就是因為我即便進到店裡要買禮物了，還是會打消念頭轉身離開。如果我可以用匿名的方式表達心意就好了。譬如說，假如我想送花給我太太，這多少表示我想用隱晦的方式表達愛意，但這樣做有被取笑的危險，熱臉很可能會貼上冷屁股。我總會想到小男生得意洋洋地秀什麼給媽媽看，但卻被潑冷水而大受打擊的畫面。我會想到這種狀況大概是中了精神分析的毒了，精神分析不是常說，小孩子得意洋洋地要秀什麼給媽媽看時，不是被媽媽冷落、看輕，就是被她討厭。這就是我從精神分析的角度做的詮釋。」　120

分析師　「我不想遺漏以呀呀自語、喋喋不休、還有講話等不同面向所呈現的同一件事的重要性。涉水很可能也是另一個面向。」

病　患　「就目前所談的，我並沒想到涉水，我所說的一切，總歸一句，就是『懶惰』。我知道精神分析不接受懶惰有它存在的價值，我也知道懶惰表達出很多隱藏的不滿，但我諸多的困難表面上都可以用懶惰來解釋。譬如說，我前幾天打網球打得不好，原因之一就是懶惰。我明知球應該會落到哪裡，但就是不跑上前去接，心想著自己已經站在對的位置上了。不過後來我發現，我必須知『行』合一才行。」

分析師　「這樣做多少迴避了失敗的風險。」

病　患　「我心想：『如果我上前迎球，打中了還好，沒打中的話可就糗大了。如果我心裡想我應該更往左移一點，但實際上並沒有移動，那麼我就有理由解釋為何沒打中。』最後，我球拍一揮撲了個空，可笑極了，不過，這麼一來，我反倒迴避了一個更微妙的風險，也免於陷入某種自責。發球時的情況也一樣，如果我球拋得不好，即便自己明知如此，還是會揮拍。畢竟，那一球還是有可能打得差強人意，如果我不把球擊出去的話，反而顯得我連拋球也不會。」

分析師　「把你這番心思套用到說話這件事上頭也說得通，對不對？這樣一來你就不會犯下說出『攻擊』這類字眼的口誤了。」

病　患　「這又回歸到同一件事情上：我不想放手。不想往球的落點移動，移動代表放手。站在原地不動但在腦子裡移動是安全的。移動代表離開原來所在的位置，無拘無束地說話代表要冒險，一切都會失控。」

（這時，他把玩起橡皮筋，並用手指彈它，發出了聲響，他的這個舉動在分析裡相當罕見。）

分析師　「似乎有個活生生的父親存在著，他作風強勢，不准你像小孩子一樣想怎麼動就怎麼動。」

病　患　「若說有位父親如影隨形，這說法再貼切也不過了。我的言行舉止一有不軌或不檢點，他會立刻跳出來制止。」

分析師　「也就是說，你沒辦法做真正的自己。」

病　患　「這很怪，這就好像我的內心有位父親存在而不是有個超我存在；說不定超我就是這個意思。」

分析師　「這麼說吧，可能有個病態的超我存在。」

病　患　「有時候我真的覺得有位父親如影隨形。當我說我很氣自己時，我的意思是這位父親對我發脾氣。當我說我要自己斟酌一下時，我其實是和內心的這位父親在商量。有時候我簡直覺得自己就是這位父親的化身。」

121

分析師　「問題是，回憶起自己的父親時，你想像不出來他進入你的生活裡，你甚至不想有這個念頭。」

病　患　「我的記憶充滿了對我爸爸有憑有據的不滿。他根本沒辦法進入任何人的世界，而是別人必須進到他的世界裡。」

五月二十七日，星期五

病　患　「問題是從何處說起。在我有意識的努力之下，可以有多大的成果？起初接受分析時還懷有希望，如今分析幾乎處於停滯的狀態。」

分析師　「我想，你心裡在想是不是要站起來走動走動。」

病　患　「這樣做會讓這裡正在進行的事顯得不重要。最理想的情況是談到性方面的話題——有時候我真不想煩惱性這檔子事，很想把關於它的一切全拋開，但不理它不能解決問題。」停頓。「附帶一提，我會談到一些抽象概念和目標，但說這些話沒什麼用，特別是當我在家說到這些抽象的事而我太太不搭腔時，氣氛更是格外地僵，然後我就火冒三丈。」

分析師　「東扯西聊和討論問題有很大的差別。」

病　患　「我總覺得有個障礙存在，我得想法子把障礙拆除。放假之後這障礙似乎變得愈來愈大了。」

分析師　「我知道上回末了時你很失望，因為你期待會突然發生什麼事。我們現在來找障礙的原因何在。」

停頓。

病　患　「我剛剛閃過一個念頭。我做了個夢，夢見要繳交一份書面的摘要或報告。我很難把報告寫得巨細靡遺，因為我最討厭做這種事。我把報告留在你桌上，那報告很難看得懂。現在我陷入了困境，如果我不說話，我會感到沮喪，這是會讓人生氣的事。我想到一個抽象的念頭，就是完美的性關係有賴於另一個人進到我的世界裡來，我不需說話，也無須醒來。在這裡的情形就好比是如此，你必須知道我心裡在想什麼、感覺到什麼。」（八成睡著了。）停頓。「我就睡覺這件事胡思亂想，想說如果我一直沒說話，你還有多大的本事做分析。事實上這樣很傻。」（遺漏了部分內容。）

122

分析師　「我現在讓你想起你父親沒辦法進到你的想像世界裡。」

病　患　「喔，對，我忘了這一點。他很愛講話，他的性子就是這樣。」

分析師　「也就是說，你只有聽他說話的份。」

病　患　「我努力要擺脫我父親那種知性取向。最理想的情況是玩得起來，但這對我來說依然遙不可及。出現在我身上的緊張多少是因為我努力要擺脫只在知性的層面談玩耍。我愈努力去玩，愈玩不起來。我知道我很無趣，因為就玩耍這件事我是光說不練，也不會以假亂真。接著我想到，我嘴巴上說打你就像真打了你一樣。但我不知道自己為何要打你。」

分析師　「這就是你所害怕的那種突如其來的舉動的一個例子。」

病　患　「這好比你就是那障礙，你本身沒辦法把這障礙抬走，打你便是逼你想辦法。」

分析師　「照這樣說來，你很怕發現自己曾經突然動手打過你父親。」

病　患　「我不記得自己真的動手打過他，我確實很想那樣做。但你很難對他下手，因為他不會抵抗。」

分析師　「他反對對立。」

病　患　「如果你打父親，他會閃開；他不會等在那裡挨打，這和有攻擊意味的遊戲有很大的差別。」

分析師　「你是說和我玩遊戲是毫無目標的一場混仗。」

病　患　「我倒是想起醫院裡有一場座談，談到發洩攻擊性以便紓壓的一些方法。沒用的，醫院裡缺乏挑釁。」

分析師　「我想，攻擊是針對父親而來的。」

病　患　「沒錯，他是個不折不扣的和平分子。」

分析師　「而且，你也沒有兄弟可以彼此相愛、互相憎恨以及相互欺伍。」

病　患　「我覺得我就是這樣對待你，得寸進尺，儘管我知道你總是平心氣和，讓人恨得牙癢癢的。你就像棉花一樣鬆軟，沒一處堅硬，如果我出手打你，我的手臂會深陷在裡頭，彈不回來。不過，我對父親的力氣可是很敬畏的，而動手打你只是打空拳而已。」

分析師 「你似乎從沒找到一個勢均力敵的人可以與之較量。」

123 五月三十一日，星期二

病　患 「我想到兩件事。第一件事是，我更加了解到你說我的真我沒有現身是什麼意思，難怪我講話之前都會把要說的話先審查一遍。這情況使得我講話變得很沒有情感，不會興奮，也不會憤怒或興高采烈，我也不想起身動手打你。一切只在口頭上談論而已，我沒有感覺到任何情緒，也沒有表露出來。別人有個人情緒，會生氣，要克制自己別激動，這是個缺點沒錯，但它沒被動過手腳。第二件事和昨晚有關——呃，那簡直不值得一提，對目前的情況毫無幫助，只是歹戲拖棚而已，關係到我太太和她男友。我做了個夢，夢見我把一切怪到我丈母娘頭上，拒絕跟她見面，有時候我確實很不想見到她。她在夢中的樣子真是冷漠無情到家了。我並不是那麼討厭我丈母娘——只是很氣她而已。」

分析師 「在夢裡你和丈母娘起衝突，所以在你的外在世界裡，真實存在的她扮演了你無法輕易加諸到你父親身上的角色。」

病　患　「我想到我在這裡的感受；情緒上唯一的表達似乎就是睡覺，也就是走開——很負面的表達。」

分析師　「你記得吧，你曾想過從我面前轉身離去。」

病　患　「我當時的態度和我太太一樣，不想和分析有所瓜葛。但我目前很依賴分析，不來不行。」

分析師　「某部分的你擋在你的真我和我之間。」

病　患　「我常常希望可以在分析裡說出什麼驚天動地的事來，以便激起劇烈的反應。我想打破缺乏感覺的這層障礙。我丈母娘努力對我釋出善意，這可把我嚇壞了，趕緊和她保持距離。她把我惹毛了。我不斷想像著打破障礙的畫面，就像爆破水壩一樣，壩堤後頭洶湧的洪水會順勢而發，一洩千里。當初我回來接受分析時就說過很想大哭一場，那也是出於同樣的心情。我需要一些外力打破心牆，讓情緒發洩出來。我沒有勇氣靠自己的力量這樣做，需要借力使力，趁情緒上暗濤洶湧時，讓自己順勢哭出來。但這種情形也只是偶爾出現，而且總是在這裡以外的地方發生。我們應該來想想看怎麼把障礙打破。在我看來，你不是不願意想法子讓我內在這些能量宣洩出來，就是功力不足。」**停頓**。「我還在想著同一件事，譬如沿著那壩堤邊緣走，探勘堤防四周的情況。」

分析師　「你老說你討厭移情這個概念。」

病　患　「我不確定那樣說有多少的真實性，說不定那只是一時的說法罷了？當時我說那句話，多少是受到女友的影響。她很鄙視同性戀，所以我對移情表示反感多少是想藉此向她表明，我是個十足的男人，不需要對另一個男人有　124

正面的移情。你瞧，我必須把她的觀點考量進來。」

停頓。

分析師　「你提到蓄勢待發的大量情感，那水壩後頭儲存的是哀傷的淚水。」

病　患　「還有愛。我太太幫不上忙，她只會把牆上的裂縫補起來而已。她會大力反對破除障礙的想法，寧可我挖個洞把這些費解的事全埋起來。她才不關心宣洩情緒這回事。問題是，這樣行得通嗎？有必要這樣嗎？」

分析師　「那道障礙橫越在你我之間，而它所阻隔的事情之一，是我愛你這個意念。」

病　患　（昏昏欲睡。）「只有零星的片斷很難說出來。近來我的狀態有個特點，就是內在的控制少了，所以意念冒出來的速度加快了。」

分析師　「我們必須認定說，減少控制會導致洪水氾濫，尿液、淚水橫流。」

病　患　「而且我講話慢跟這種控制有關，這也就是我讓大家覺得沉悶的原因。」

分析師　「這控制讓你講話不急不徐，因為你的話裡沒有衝動貫穿其中。」

停頓。（八成睡著了。）

病　患　「剛剛的思緒完全斷掉了。有件事被誇大了，跟講話叨叨絮絮有關。在控制思緒這方面，我丈母娘和我完全相反。她說話老是連珠砲似地，從不擔心自己說了什麼，大半的話聽起來都很無厘頭。她想到什麼就說什麼，我討厭她那副德行，說起來是我忌妒她。她那副樣子很蠢，但大家會停下來聽她說話；相比之下，我一開口說話，大家就覺得無聊透了。」

分析師　「我想，那是她由內而外的率直表現，就像你說喋喋不休是你幼年的一大特色一樣。」

病　患　「我感到不安，好像要突破什麼一樣，還是說，我想要變得不安？或者說只是閃過想要變得不安的念頭？」

分析師　「直到這一刻，你說的所有事都不帶個人情緒，這是你這輩子一直都有的一個特色。」

（此時，我引用渥茲華斯〈憶兒時—永生之暗示〉〔'Ode on the Intimations of Immortality from Recollections of Early Childhood'〕這首詩裡頭的一句——「囚屋之影」〔Shades of the prison-house〕[124-1]等等，但我沒料到他沒聽過這詩句。）

病　患　「我今天和女兒一起玩。小孩子很容易想表達什麼就表達什麼。一開始玩的時候，我很忌妒她能夠信賴自己的感覺。這麼說來，我丈母娘保有兒時的某種特質。」

125

分析師　「大人保有兒時的某些特質也可能會相當惱人。」

病　患　「當我爸滔滔不絕講個不停時，其他人就沒有說話的份。我覺得自己像是被他吐出來的話團團包圍。當我開口時，沒人有空聽我說話，所以還是閉嘴為妙。」

分析師　「我想指出你的轉變，你從喋喋不休轉變為先思後言，這麼一來，你說的話變得有份量，大家才不會嘲笑你，你也不會覺得丟臉。你這種審慎的說話方式和口吃很像，會吸引人注意。」

124-1　原詩句是「囚屋之影逐漸籠罩在日趨成熟的男童身上……」

病　患　「我現在甚至可以說，隱隱然感到有種興奮，一觸即發。這障礙會被破除嗎？我何時才能安全無虞地振翅高飛？」

（病患這時把一隻腳放到地板上。）

分析師　「你把腳放到地板上，我想你覺得現在可以有所行動了，比方說一走了之。這是你的真我的一種展現。」

病　患　「沒錯，這是不安的一種表現。眼下是關鍵性的一刻，一生一次的機會，但我錯過了。」

分析師　「躺在長椅上反映出你的某種態度。」

病　患　「沒錯，躺著表示被控制住。這樣很平靜，但並非我所願。我想像你會叫我起身玩個遊戲。」

六月一日，星期三

病　患　「我頭一回覺得我本人在這裡現身。我這樣說的意思是，上回分析末了時，我絲毫沒有意識到時間，當時太激動了。」

分析師　「和你的假我時時刻刻注意著時間相比，你的真我有它自己的時間。」

病　患　「我發覺，我女兒剛睡醒時不會意識到時間，即便是半夜她也覺得是白天。我最近醒來的時間比較不規律。通常我醒來都知道當下的時間，但今天醒來時卻完全不曉得當時幾點，而且還是偶然間被噪音吵醒的。昨天我離開這裡時感到很興奮，覺得差點要突破那道障礙了。用說話來打發時間的問題依然存在，但壓力沒那麼大了。在火車上我沒有書報可看，除了睡覺，我實在不曉得要做什麼好，但我注意到大部分的人並沒有這方面的困擾，他們很樂意無所事事地呆坐一個鐘頭或更久，沒有消磨時間的問題。接受分析讓我有些許的進步，就是比較不會煩惱了。生病住院時，我成天無所事事，日子很難熬。我在想，獨居的人該怎麼辦？要怎麼消磨時間？鐵定要找人閒聊才行，大部分的人光是串門子就足以打發時間了。」 126

分析師　「你是在告訴我，你頭一回有能力獨處，這是與人建立關係唯一的良好基礎。」[126-1]

停頓。

病　患　「昨天末了話說到興頭上卻要硬生生地打住真的很可惜。問題是，要怎麼接上昨天的話？」（這時病患把玩起他手中的煙斗。）「我在想，要花多久的時間才能把這層保護性的屏障打破。要花上那麼久的時間，這該要怪你還是怪我？還有，這治療是才剛起步而已，還是已經快結束了？要如何判斷呢？我毫無頭緒。」

分析師　「那道屏障不是瞬間形成的，也無法瞬間就將它拆除。分析過程中逐漸醞釀出來的一股態勢把你推到目前的狀態裡。」

停頓。

病　患　「剛剛停頓的時候，我的思緒很混亂。那思緒很抽象，不可能形容得出來。」

分析師　「你所描述的這種沒有整合好（unintegrated）的狀態，無

126-1　參閱《獨處的能力》（Winnicott, 1958）。

論如何就是你的真我。」

病　患　「這些混亂的思緒包括極度惱怒、挑釁，還有個身影橫臥在地，或者是躺在床上，我不曉得他是誰。我之所以會有這個意象，是因為今天院方沒知會我一聲便讓一名病患住院。我在幻想裡把情景誇大，看見自己氣沖沖跑進病房裡，掀掉病床上的被褥，把病人趕走。我看得出來，這幻想可能也和這裡的長椅有關。我或許來的時機不對，你會發火然後把我攆走。上個鐘頭末了你所做的就有點兒類似這樣；我是被你轟出去的。這也和我晚上遲歸結果發現我太太已經就寢而感到火大有關。我當然沒有抱怨，但總覺得她應該等我回家的。」

分析師　「這一切都是衝著上回分析末了你的自我剛現身你就必須被送走這件事來的。當時你很脆弱。」

病　患　「和另一件事也有關係。今早我得叫我女兒起床。我太太非得我三番兩次地叫她才會起床，這讓我很火，儘管我早就醒了。我總希望她偶爾能起床準備早餐，但發這種牢騷沒用，只是白費力氣而已。今早在醫院時，我很想叫病人統統出院，他們霸佔著床位讓我很火大。我當時覺得自己的情緒頗合理，但現在看來，那情緒顯然和我從這裡被趕走有關。」

127

分析師　「也跟結束治療的問題以及結束帶給你的感受有關。」

病　患　「也和讓病人出院這整個問題息息相關。要根據什麼原則讓他們出院？要從我的立場來考量，還是從他們的立場來考量？我們是希望他們康復，還是要他們盡早獨立，或者是把他們擺脫掉就好？」停頓。「另一個感覺是，我在想我該不該做出大幅度的改變，這麼一來別人就會注意到我的不同。這樣做有效果嗎？別人一定會被我的改變所影響。在別人眼裡，我的變化有多大？我生病住院時，大家會問：『你怎麼啦？你為什麼需要分析？』我老是答不出來。如果我比較容易和人攀談，大家會注意到我不那麼緊繃了嗎？最關鍵的指標是，我太太會注意到嗎？她八成不會注意到。她打從心底認為我很沒用。我不指望她改變，太遲了。」

分析師　「你的女兒會注意到。」

病　患　「說到她，我發覺我必須等她帶頭玩才玩得起來，而且還跟不上她的腳步。我以前會在心裡頭嘀咕：『我不想玩了，也不想讀故事書給她聽了』，而且還動不動就發脾氣。但現在我覺得壓力比較小了，甚至還滿享受和她一起玩耍。我不知道她有沒有注意到。」

分析師　「我想，只要你能稍微盡興一點，她一定察覺得到。」

病　患　「我發現，現在我總算能和小女兒在一起很盡興。我以前從沒提過她。我只知道有她存在，但從不覺得她是我生的。就某方面來說，假使我發現她不是我的孩子，我會很高興。不過，我就是感覺得到將有變化發生，我不確定這是否要歸功於精神分析，可能只是理性的運作而已，我不大想做出當她是我親生的決定，我和她的關係若有改變勢必會造成情緒上的波動。」

分析師　「決定把她當作是親生的是理性的運作，對你來說那是假我的部分。」

病　患　「這個道理可以套用到所有的關係上，它關乎做決定，所以沒啥作用。這倒讓我想到另一個人，那就是我母親。我對自己近來冷落她感到愧疚，事實上，我壓根兒沒想到她。我何必要想到她？當然啦，分析的費用是她付的，就她是出錢的人這層關係來說，我不能和她斷絕來往。長久以來，我早已不把她當母親看待。我把這念頭連根拔起，甚至不想叫她一聲媽。我不曉得該怎麼稱呼她，這和我不把她當母親看待很吻合。」

128 分析師 「從分析歷程的某個時刻開始，你心目中的母親形象就被你的分析師所取代。」

病　患 「我很想知道我媽什麼時候停止了扮演母親的角色，你能幫我嗎？」

分析師 我舉了各種例子，諸如當他奔向母親卻發現她腿上抱著還是嬰兒的妹妹，於是他必須費力地自行站起來時，又或者，他的喋喋不休不再被她接受的那一刻起等等，諸如此類。

病　患 「這讓我聯想到我父親玩不起來，他把一切都看得太嚴肅了，所以我必須努力長大變得成熟。我偶爾會想到孤兒的處境，沒有父母親的他們也會遭遇到和我同樣的難題嗎？這只是從理論上來推想罷了。」

分析師 「當你擁有可以內化到心裡面的父母親，大半的情況得看父母是否有嚴格的一面，或者他們是否能針對嬰兒的需要做調整而定。假使你只有嚴格的父母可以內化到心裡，你的處境和幼年缺乏溫暖照顧的孤兒很相像。在分析過程裡，你不時地把我當成你父親或母親來看待。」

六月二日，星期四

（病患遲到了十五分鐘。）

病　患　「我發現自己陷入困境。既然兩天前我似乎找到了奏效的新方法，我應該能用不同的方式開頭才是。我不想回到過去找不到話說、起頭總是很一成不變，諸如此類的。我應該一劈頭就開始講話，我知道這想法不切實際……我認為重要的是去突破障礙，並找到一條捷徑。你說比較正規的做法已達到了它本身的功效，不過它的效果勢必比較緩慢。我今早注意到一件事，我更能察覺到自己作夢了。我清醒過來不久就不記得夢見什麼，但也不是馬上就忘，大半的內容都還記得。我覺得『這比較像是正常的狀態。』」

分析師　「你覺得睡覺時你的生活依舊持續進行，所以我們幾天前提到的隔離作用變得比較不嚴密，這麼一來作夢的部分功能發揮了作用，在內在的世界和清醒的生活之間搭起了一座橋樑。」

病　患　「我想我應該試著把夢記錄下來看看，不過精神分析似乎是除了談話之外一概不採用其他形式的輔助工具——而別種方式的效果似乎比較容易讓人採信，尤其是我根本信不過談話這種我父親很拿手的事。你也許會說談話之外的方式都不管用。我想起不久前我打消了成為一名分析師的念頭；會打消那念頭說起來大半是因為對談話這個概念很反感。」 129

分析師　「看來，如果病患有心要幫忙分析師，可能會有新的防衛產生，但我不會說病人有心的努力毫無必要。」

病　患　「我很想找出別的方法來，比如說找到一種讓你能明瞭狀況、不必我先把夢記錄下來然後又要重述一遍那麼累人的好方法。」

分析師　「搭起來的那座橋樑必須是雙向的交流。我目前不確定的是，就近來幾次晤談所說的話，我是在跟你的真我溝通，還是跟你的假我溝通？」

病　患　「是假我。人會用兩種方式聽別人說話——有人可能會說那是人格的兩面，就像理性的一面和情緒的一面。人在分心的狀態下還是可以同時和人交談：一部分自我接收情緒層面的訊息，另一部分自我接收理性層面的訊息。順利的話，兩部分可以相輔相成、合作無間。我有點兒擔心缺乏情緒會只剩下理性的一面。」

分析師　「最初你說話時，你說話這件事本身有其重要性，就像我之前說過的，它和你說的內容是兩回事。你說話代表你活著、醒著、而且渴望著什麼。」

停頓。

病　患　「我剛剛感到很焦慮。目前有個困難是，突破那層障礙會釋放出大量情感，這麼一來，我會隨著情緒的每一個切面的出現而心情跟著變化，所以我會忙著講話，無暇將你說的話聽進去。我可以想見，我會克制自己別一直說個不停，這樣你才不會聽得很煩。」

分析師　「要是我聽得很煩會如何？情勢會一面倒，譬如，我會坐在那兒等，把說話的責任全丟給你。」

病　患　「如果我說起話能不那麼拘謹，我就不必來這裡，對著自己講話就行了。我昨晚和太太講話講得很吃力，對此我有個想法，就是如果我能夠毫不受拘束地說話，把說過的話一說再說，一遍遍繞著同樣的事打轉，我就沒有理由停止分析。停止分析很沒道理，我會得不到樂趣，也不會引發任何情緒。」

分析師　「我想在此提醒你，你今天遲到了，我不曉得你今天的遲到有沒有什麼意義。也許遲到的意義和你本身的關係，比你說話和你本身的關係更密切。」

病　患　「不，我覺得這沒什麼意義，也許只是我失禮罷了。我發現，我也許可以省下幾分鐘的時間多做點事，但重要的是我會更擔心自己遲到。結果我真的擔心得不得了。來這裡的路上我在想：『不曉得溫尼考特先生會不會動怒？』這是個嶄新的起點，之前我只會擔心自己會不會受罰，而這一回，我比較不擔心自己要面對什麼後果，反而擔心起你會有什麼反應。譬如你會不會不高興？因此，今天的道歉是真心的，我以前為遲到而道歉純粹是打馬虎眼。」

130

分析師　「你似乎比較不受強迫性意念驅使了。」

病　患　「我不像兩年前純粹只有理性的一面那樣地冷淡了。我以前覺得應該要擔心後果如何，而今我不這麼想了，反倒是如果我遲到了，我擔心我會惹你不高興。」停頓。「我剛剛在想，不知道別人有沒有注意到這幾天我有了轉變。」

分析師　「這是你所希望的，感覺上會更真實。」

病　患　「尤其是如果我太太注意到的話，那可是我有沒有進步的試金石，因為她是那麼地不願意相信精神分析是有用的。」停頓。（把右手指放到嘴裡。）「我剛剛發覺到，在乎別人的感受會有個危險。以前我比較專注在理性那一面，我可以不管別人怎麼想，甚至不管是誰，我都敢大聲說『管你去死咧！』但如果我要和其他人共事，我就會比較在乎別人怎麼想，而且心裡會惦著我的不完美一定會被人發現。我以前常用生病當藉口來避開這一切，但現在我沒生病了，我得勇於面對自己的不完美，如果這就是我本來的面貌的話。」

分析師　「你本身有很完美的地方，由於你從沒把它發揮出來或者對它很生疏，所以你想以自身的完美無缺來保存它。如果你沒生病，你害怕的是，你會發現自己竟無能把這份完美保存下來。」（在這個時候做出這個詮釋幾乎鐵定是錯的。）

病　患　「我現在並不擔心打破完美；我的意思是，我現在沒辦法去考慮這件事，我剛剛在想別的事情，你說到一半我才回過神來。我想到今天下午我開始讀一本以十八世紀的美國為背景的書。書裡人物的穿著打扮全反映出那時代的風格。我想到自己離開醫院時忘了把書帶在身邊，今晚是沒辦法看那本書了，所以，我要講的是，我得想一想今晚要看什麼書。那故事有點悲慘，主角是個高高瘦瘦的男子，哈佛大學的高材生，被徵召入伍後，一輩子從此變了樣。我目前的工作也快結束了，我的生活即將有所變動，而左右這變動的力量，卻是我所不能控制的。在這裡有時候遇到突如其來的變動時，我也同樣覺得難以招架。」（他把右食指伸進嘴裡。）「我忘了剛剛要講的重點是逃避。閱讀讓我可以逃離一些事，特別是從我目前最想逃離的周遭環境中逃開。」 131

分析師　「如果今晚你本身狀況很好，而且你講話太太也會有回應的話，你覺得情況會如何？」

病　患　「首先，我說話會更輕鬆；其次，她對我醫院裡頭的事會更感興趣；再者，我對她所做的事也會更感興趣。我們的交談會很順暢，兩人都會很開心，可以坐下來聊個一兩個鐘頭。但事實上可預見的是，我們不是繃緊了神經說話，就是冷戰。我認為沉默就像是對交談的激烈否定，是一種存心的舉動。如果我斥責她，她會不吭一聲，她這個反應表明的意思是：本山人不想說話，老早就撇下你神遊去也。」

停頓。

分析師　「你覺得時間快到了，所以你不想另啟新的話題。」

病　患　「沒錯，我在想，要是我太太發現我有改變的話，這會是多重要的一件事。」

分析師　「不過，就像你現在透露出來的，這就是你無法裝模作樣的地方。我會說，你辦不到的一件事，就是假裝沒在裝模作樣。」

六月六日，星期一

分析師　一開頭我便先跟他說，今天的晤談結束之前，我必須離開個十分鐘左右。

病　患　「十分鐘之前，我並不想來，想到要來這裡就覺得討厭，況且，是你要我來的，不是我要來的。既然來這裡變得不是那麼要緊的一件事，我來只是因為這件事還沒告個段落。我沒什麼動力想來，然後我想到時間上的問題，我的工作在十天之內就會結束，所以時間上勢必要做一些更動，我忽然覺得這事來得真快。如果我們就此結束而不是更改時段對我來說反而省事。不過，我現在還沒準備好和你商量這個問題。上回晤談時，興奮之情似乎已經乾涸，所以我現在也不曉得自己是否正瀕臨某種轉變，這倒給了我一個想繼續來分析的理由。我想，我潛意識裡擔憂著有事情發生了，所以不知不覺中興奮的情緒乾涸了。兩天前的晚上發生的事就是個好例子，它表示我還有很長的路要走。那天晚上醫院舉辦了園遊會，我老覺得和周遭格格不入，但大家顯然都很愉快。當我回到某個小房間內，裡頭有兩三個人在，我才感覺到安全。看來我又漸漸乾涸了。我腦裡有個畫面，我看見自己躺著，嘴巴不停在動，但事實上什麼事也沒發生。今天我老覺得很想從這裡解脫，但問題是，我能夠享受解脫之後的自由嗎？」

132

分析師　「自由的問題目前尚未出現。」

病　患　「我意識到分析終有結束的一天。」

分析師　「有件重要的事情顯現出來，就是時間的運作對你來說是有傷害性的。當你的真我現身，時間所代表的意義當中你唯一能夠忍受的，是你可以決定某件事何時開始，何時結束。時間是你目前的障礙之一，從你發覺到你的真我因為受制於我依照時鐘設定的時限而備感威脅來說，這威脅非常地真實。」

病　患　「你這樣說讓我稍微鬆了一口氣。我現在了解到，就連我發病住院時，每次晤談結束被打發走，我心情上也很受影響，儘管當時我沒察覺出來。如今我才明白，我是因為說話被打斷而氣憤、極度光火，甚至當分析由一週三次減為兩次時，我也察覺到這種憤怒。」

分析師　「你是在告訴我，這把怒火一直在你心裡頭悶燒，但從沒顯現出來。」

病　患　「這讓我想起我父親會規定玩耍的時間，這根本沒用，他說可以玩和不准玩的時候，我都玩不起來也停不下來。他有時候會說：『你現在不准玩！』」

停頓。

分析師　「有件事是從上回的分析延續下來的，我正在想這件事重不重要。在某個時間點上，你會把你的右食指放到嘴裡，我說不準你什麼時候會出現這樣的動作，但這個舉動可能別有意義。我以為你小時候吸吮的是左手指。」

病　患　「不，我想我吸吮的是右手指。我記得很清楚，因為那根手指上有個疤，我記得那是我自己割傷的，而且還刻意趁著手指被包紮起來不方便吸吮的情況下，把吮手指的習慣戒掉。」

分析師　「我當然不曉得你是怎麼弄傷手指的，但聽你這麼一說，戒掉吮指頭倒有點像是表明一種立場，而不能說是受到威脅：如果再不戒掉吮手指的習慣的話，手指頭會吸壞掉。」

病　患　「我不記得自己是怎麼不小心割傷手的，但這件事和我近一個禮拜以來抽煙抽得比較少的情況很相像。我一直想少抽點煙，但老是做不到。每當我下定決心要戒煙時，就會有另一個聲音冒出來說：『何苦呢？』不過最近幾天的情況很不一樣；不抽煙變得容易很多。我刻意讓自己身上沒煙，發現沒煙可抽並不會讓我覺得沮喪，後來便可以克制煙癮。抽煙和吮指頭在道理上似乎是相通的，兩者都是為了應付壓力。而且，當你說這次分析你要請假十分鐘時，我頭一個感覺是：『太棒了，這還真稀奇，到時我可以抽根煙了。』但我現在覺得，那第一時間的反應是想要否認我聽你這樣說之後心中的憂慮。你離開這診間等於是把問題留給我，那我該怎麼辦？」

133

分析師　「有人會說煙管一半象徵了我，是可以取代我的一個東西，另一半則象徵壓力，是可以被強迫性地反覆使用的東西。所以你手指的活動很可能別有意義。再說，今天我會中途離開這件事在你看來根本不是件好事，儘管你很輕易地接受它。所以你開始動腦筋想辦法對付它所引發的緊張。」（在這當兒，他把玩起手指頭，同時把兩隻小指頭往下扳。）

停頓。

病　患　「我不記得你的假期什麼時候開始。我的問題是，當我的新工作開始時，對晤談做一些新的安排和調整值不值得，因為這工作可能為期不久，不必要這麼麻煩。到了九月你放假回來時，我就會知道那份工作是不是會長久做下去。我覺得接下來的這四個禮拜，分析假使能夠暫時告個段落應該不壞，這麼一來，暫停的時間會拉得更長，我可以趁機好好想一想到底要不要繼續接受分析。但問題是，這樣做對自己誠實嗎？暫停那麼長的一段時間真的可以幫助我做這個決定嗎？我記得你曾經說過，介於兩回合的治療中間的那幾年，我的發展完全停擺，所以從治療的角度來看，那些年的時間全浪費掉了。不過，來接受分析還關係到一件事，就是你會不時刺探我的私生活。」

分析師　「你說的這些在在顯示出，對於來不來接受分析這件事，你的確能夠自己作主。」

病　患　「沒錯，但我還搞不清楚我只是單純不想來，還是想要逃避些什麼。」

分析師　「我們談過的事情當中，可能有一件是你很想逃避的，它跟你內心那股永不止熄的怒火有關，而且即使時機對了你仍舊感受不到那股怒火。」

停頓。

病　患　「我剛剛閃過一個念頭，就是我可以有我自己的想法。這要花點時間來解釋。我那句話的意思是說，有些事可以只有我自己知道，不是非得讓溫尼考特知道不可。這些全都顯示出我並不想來這裡。」

分析師　「不想來這裡的意念似乎透露出，你不確定自己是否有保有祕密的權利。」 134

病　患　「之前我總是不斷說話，盡情吐露一切，從沒想過別把什麼事說出來，所以，保有自己的祕密這念頭很新奇。進行分析時，我一五一十地把我和女友交往的細節全說出來，我總覺得，這些全歸溫尼考特所有。而今我想多為自己著想。在這裡談外頭發生的事會讓我在外頭做起事來綁手綁腳的。」

分析師　「所以這就是你說不想來這裡這句話時的真正意思，你想發覺真實的自己。」

病　患　「之前我是知無不言，言無不盡，不覺得需要隱私。」

分析師　「我想重點在於你的隱私無處可擺。」

病　患　「理性純粹是用來討論事情的，不是用來隱瞞事情的。」

分析師　「所以，看來你本人現身了，你有內在的一面和外在的一面。」

病　患　「我總覺得如果換別的分析師來接手的話，這一切就全白費了，不過這是我的理性自我的看法。我能把自己藏起來的唯一方式，是躲到一個能讓我信賴的人身邊。這讓我想起，你走出診間時，儘管我早有心理準備，但我還是吃了一驚，覺得若有所失。我對自己合理化說，那是我逼你讓我有機會抽根煙。我的這些反應透露出我失落了什麼、被剝奪了什麼，這讓我感到很有意思。」

分析師　「我讓你抽的那根煙堵住了你心中的怒氣。」

病　患　「沒錯，我差點因為憤怒而拒絕抽煙。」**停頓**。「實在不曉得接下來要說什麼才好。既然我了解了講話被打斷對我的影響，現在必須去面對這個干擾本身，這更棘手。我得從頭再來一遍，我會很氣非說話不可這個念頭。」

分析師　「非說話不可似乎排除了你是想說才說的可能性。」

病　患　「也排除了我想不想結束這問題。重點是，我能在不得不來的情況下找到自己嗎？要花多少時間？我從沒真的盡興做我自己，這得靠我來這裡才辦得到。」

分析師 「愈來愈清楚的是，不想來這裡和你能不能找到自己、以及你保有祕密的能耐有關，而且，唯有不來這裡你才能發現想來這裡的那股自發性的渴望。」

病　患 「聽起來有道理，但和目前的情況不符。我感覺不出來自己很想來這裡；這種感覺還很陌生。」

六月七日，星期二

135

病　患 「好像沒什麼好說的。發現不一樣的說話方式之後，開場也應該和以往不同才是，但情況依舊沒變，我覺得很氣餒。」（病患這時把右手指放入嘴裡。）

分析師 「我覺得你沒給自己時間。如果你是用理智的自我來溝通，那麼你當然就不必花時間醞釀，你會自然地人一到就馬上進入情況。不過，假如出現在這裡的是你情緒的自我，那麼你就不可能一見到我就有想說話的衝動。」

病　患 「沒錯，這是對整個禮拜只來這裡三次的一種抗議。如果我用情緒化的一面行事的話，那麼我就有權想來就來，所以我期待自己一到這裡就開始講話，這是心態上對令人不滿的時間安排所做的調整。我擔心的是，我會整個鐘頭悶不吭聲，以表抗議。」

分析師 「聽起來你彷彿是在告訴我，你想離開，而你來這裡是為了知會我一聲。」

病　患　「如果我不開口講話，我會很怕自己勢必開不了口，時間一分一秒地過去，整個情勢只會每下愈況，況且，我會因為受不了浪費時間而開口說話，儘管盡扯一些芝麻蒜皮的事當然還是浪費了時間。我和其他人相處也有同樣的問題，總覺得應該找一些話來說，但又自覺講了幾個鐘頭下來實在言之無物。我很想擁有一種彼此不必說話也無妨，或者，鬼扯一些廢話也無所謂的關係。我和我太太在一起就是這樣，我試著想到什麼就說什麼，盡量很自然地講話，但到頭來只說出一堆亂糟糟的想法而已，聽起來裝腔作勢、油嘴滑舌的。我會嘰哩呱啦一直講，使勁讓自己輕鬆愉快，但結果是一團糟。這就是別人對我失去興趣的原因。在這裡有時候也會發生這種情形，你也沒辦法了解我在說什麼，因為我講話太語無倫次了。這就是我講話前要先在腦子裡打草稿的緣故。」

分析師　「但是打草稿讓你覺得很煩。」

病　患　「我真的很想像小孩子那樣講話，譬如像我女兒那樣子說話。我有時候還真聽不懂她在講什麼，不過她那個年紀的小孩說話就是那個樣子。」

分析師　「當你還是孩子時，我不確定是不是有人能夠了解，你講話會讓人聽不懂是很自然的事。」

病　患　「也許我講一些無厘頭的話挨了罵，八成是被我爸罵，他會說我很長舌，尤其是我九歲或十歲的時候，也許是更小的時候也說不定。」

136　分析師　「瞧，你多在乎我的態度，如果你應當要像小孩子那樣講話的話。小孩子講話確實比較像是在表演或是求表現，相形之下，大人交談時比較著重於內容。」

停頓。

病　患　「我現在就像以前一樣，努力要避開理性的傾向，而這種傾向是一種障礙；但我這麼做時，一不小心就會睡著。我沒把握如果我保持清醒的話，禁不禁得起把這種強迫性的理性傾向拋開。」

分析師　「不管怎麼說，睡著是真實的你的一種呈現。」

病　患　「但睡著把其他的一切都掩蓋掉了。如果我倒頭大睡，這整個鐘頭不就——」

分析師　「即便是如此，那也透露出某種意義。你不會在別處睡著，你是因為來這裡才會睡著。」

病　患　「說不定我在別處也會睡著，我注意到，我和我母親在一起或者和我丈母娘在一起時，也都有睡著的傾向。不管怎樣，在這裡基於社交上的禮貌，我得保持清醒。我感到自己不想去煩惱是否善於交際的問題，我就是心煩才會睡著，這把我太太惹毛了，她說這樣很沒教養。」停頓。「睡覺讓我很為難的一點是，我會覺得浪費時間，並因為讓你失望而感到內疚，所以我可以看在你的份上保持某種程度的清醒。」

分析師　「但你沒辦法把我在這裡視為理所當然，除非你的理性處於活躍狀態——」（在這當兒，病患睡著了，還打起鼾來，隨後突然驚醒。）

病　患　「看來我睡著不只會內疚，而且是藐視你，向你挑釁。」

分析師　「那就是你，而且很真實。」（再度睡著。）

病　患　「這好比是你在考驗我睡意來襲時會不會睡著，像是你准許我睡覺似的，但這麼做我們只是原地踏步罷了。要講話才會有進展。」

分析師　「這讓我想到你父親。」

病　患　「是啊——嗯——嗯——」**停頓**。（八成睡著了。）「讓我覺得特別窘的是，我一直想到醫院裡的事，而且把在這裡的短暫時間浪費在睡覺上。」**停頓**。「有時候我會去想醫院裡的一些問題來逃避其他的事，因為我可以提起那些問題而不必去討論它們，不過，如果和工作無關的話，我覺得就非告訴你不可。」

分析師　「你像個編輯，什麼樣的內容適合在這裡說出來你自有定見。」

病　患　「拿昨天的情形來說好了，當我說我不想來時我感到很愧疚。這說來很微妙，不過，這和表明不值得來這裡是兩碼子事。」

137　分析師　「說到你理性的自我身兼編輯一事，我感興趣的是他是個怎樣的編輯，還有他認為什麼是重要的？」

停頓。（睡著片刻。）

病　患　「我剛剛做了個夢，我不是無話可說，就是做夢。我夢見自己太多話，趁著大家不得不聽的機會滔滔不絕說個不停，冒冒失失的把大家都得罪了。」

分析師　「所以你談到了抑制諸如偷竊這一類的強迫性行為。」（八成睡著了。）「你有權要求我聽你說話，有權佔用我的時間。」**停頓**。「再補一句，有權浪費我的時間。把你這個反應視為某種徵兆很合理，而且它意味著你覺得你的這些權利都被剝奪了。」[137-1]

病　患　「儘管如此，還是有個打不開的死結。我若不是想著醫院裡頭的問題，就是睡著。我關心的是目前的狀況，我想問的是，睡著怎麼會和目前的情況扯上關係？」（直至此時他才徹底清醒過來。）

分析師　「經你這麼一問，我想提醒你你心中的那股憤怒，你察覺到它的存在，卻無法將它宣洩出來，而它很可能就是睡著這徵兆背後的原因。」

病　患　「真有趣，我才在想著我要保護你，免得我脾氣一來你會遭殃。我剛剛在想，我在這裡很少發脾氣。我一直感覺到有股情緒若隱若現的，現在知道了那是極度的憤怒，我怕它會猛烈地爆發出來。說不定我會發洩出這股早該在更早的時候就對父親發洩出來的巨大憤怒。我錯失良機了。」

分析師　「我現在可以再次跟你談談父親擋在你和母親之間這回事。我想提醒你，你不小心割傷手指，並順勢戒掉吮手指的習慣，就是因為你沒辦法對抗擋在中間並威脅你的父親，即便你確實感受到那股威脅。你父親錯失了機會，沒能當一名強者，擋在你和母親之間以及你和象徵母親的所有事物之間。」

病　患　「就算他擋在中間，我當時大概也察覺不到。我現在覺得很不安。我真的不想躺下來，我是指睡著。我真想掀開自己的另一個面貌。」

分析師　「顯然你認定我不准你掀開你的另一個面貌。」（他能夠掀開自己的另一個面貌是我們多年來想要達到的目標。）

137-1　參閱〈人格違常的心理治療〉（'Psychotherapy of Character Disorders', Winnicott, 1936b）。

病　患　「我記得大約十二歲到十四歲那些年，我總覺得躺下來就等於是死亡。那時還在學校裡讀書，我覺得躺下來等於是無助地躺在棺木裡。清醒地躺在戶外的樹下還好，但躺在床上可就危險了。」

138

分析師　「也許你聯想到女人性交時的姿勢？」

病　患　「不，我一點都不認為和那個有關係。」

分析師　「那麼我們來仔細瞧瞧其他的事情。我想提醒你，就像以前說過的，在我們第一回合的分析裡，你有個非常重要的症狀，就是沒辦法躺下來，而那一回合就是在你能夠躺下、並且能夠忍受隨之而來的焦慮的那一刻畫下句點的，當時那焦慮來自於你還是嬰兒時受到母親完美無缺的照顧的心滿意足，因為那滿足會把客體毀滅。換句話說，在你接受分析之前，你一直不知道，如果你耐心等候，你會發現欲望會再度出現，也因此你渴望的客體會再度出現。」（前幾次我提醒病患這些時，他都只隱隱約約記得而已，我的提醒沒有引出新的內容。）

病　患　「那麼那焦慮是有特殊意義的，因為它和我躺下時感受到的真實恐懼十分相近，而我打從十二歲起便一直對躺下感到恐懼。」

分析師　「我在想，你能不能談談你十二到十四歲那幾年之間發生的任何事。」

病　患　「那段期間我父親的身體開始出毛病，但他自己沒發覺。我頭一回發現是在一場園遊會上有人為他素描時，他看起來很蒼老、憔悴。我記得我當時非常震驚。他看起來氣色很糟，我知道我再也不能天經地義地以為他會一直活著了。過沒多久他就生病了（被診斷出肺癌，開始長期臥病）。所以我現在看見了當時看不見的事，就是在那場園遊會上，我頭一回在下意識裡有理由懷疑，他可能不久於人世。當時我無法解釋自己那樣想的原因何在，我的感覺可能全是錯的，不過這就是我今天依然記得的事。」

分析師　「所以打從那個年紀開始，當反抗父親原本是成長歷程裡很自然的一部分時，你必須保護父親，不讓他因你發脾氣而遭殃。至於青春期，我會說，儘管父親在你對母親懷有愛戀之意的年幼時期把你爭取了過來，當你在青春期試探你和替代母親的人之間的關係時，他反倒成了你可以反抗的人。我會說，當時的情況讓你把身上同性戀的那一面誇大凸顯出來，儘管這一面後來不了了之。」

病　患　「我想我不記得了。」

分析師　「這麼說吧，我們頭一回見面時，你的穿著打扮和我們結束分析時的衣著風格有相當大的不同。比方說，我們第一次見面時你繫了一條粉紅色的領帶。」 139

病　患　「對，我記得我繫的那些招搖搶眼的領帶，不過那也是一種反抗的舉動。其實繫上那些領帶我很不自在，但我錯估了自己。我會說，我始終很擔心，不曉得父親會有什麼看法。」

分析師　「你大概聽過『壓抑的反撲』這個詞。你沒辦法對父親表達憤怒也沒辦法反抗他，所以你只好藉這種方式發洩。」

病　患　「你記得的吧，對不？當我第一次來見你的時候，我父親已經過世了。」

分析師　「沒錯，我記得，但你當時還沒接受他的死亡，事實上你是在這一回合的分析裡頭，大約一年前，才接受了這個事實。」

病　患　「事實上我是現在才開始接受這個事實。」

分析師　「你不可能接受父親死亡這個事實，除非你能夠把你對他的憤怒以及他的死亡融入到謀殺他的夢裡。一病不起的他需要被保護，而你對他的保護讓他始終活在你心裡。」

六月十日，星期五

病　患　「我去參加女兒學校的參訪日活動，但被搞得一頭霧水。我努力讓自己感興趣，但一個鐘頭後整個人變得很焦躁。我在那裡根本不可能表現得很正常，和我在醫院裡上班的樣子是天差地別。參觀課堂教學時我根本不曉得要看些什麼，只是有樣學樣地跟著別人做。我覺得自己應該要感到有趣才對，但卻不為所動，心情因此變得很糟。我反倒覺得學校的建築物還比較有意思。我想起自己差點去當老師，一想到這裡就覺得恐怖——」

「反過來說，去了解五、六歲的孩子具備怎樣的思考能力、如何操作抽象概念，比方說讀書識字以及學習各種技能等，倒是讓我很興奮，甚至是著迷。我頭一回察覺到大人把許多事視為理所當然，我可以想像自己是坐在課堂中的小孩子，但卻沒辦法以大人的身分參與活動。」

分析師　「我想提醒你，你昨天提到，你年少時打從父親去逝之後開始面臨的一些難題。」

病　患　「這讓我想起，你說我直到最近才接受父親的死亡，我答說：『我已經接受了這個事實？還是目前正慢慢接受這個事實？』現在看來我已經接受這事實，這讓我回想起比父親去世稍早之前，我第一次感覺到事情很不真實的那段時光。說不定是回到了開始讀書識字的時期，正好是我女兒現在這個年紀。」 140

分析師　「所以當你還是孩子時，你覺得在學校學習讀書識字等等的很不真實。」

病　患　「和小孩子打交道很難，就像現在要和別人打成一片同樣很難，我錯過了融入人群的機會。我很想和別人交際聯誼，但就是有個阻礙擋在前面，我跨不過去。這是因為我從五、六歲起便開始獨來獨往，從此沒再回到人群裡。如今，我應該很想遠離人群的，但卻並非如此。」

分析師　「你對自己五、六歲時有什麼記憶？譬如說，上學第一天的情況如何？」

病　患　「只有模模糊糊的印象，不過我七歲才上學。你還記得我母親辦過一所幼稚園吧，我直到七、八歲才上小學。我五歲時和我的姊妹以及我家附近的小孩一起上我媽開的幼稚園。」

分析師　「所以來你媽媽辦的這所幼稚園上課的其他小孩，成了你家的入侵者。」

病　患　「事實上，有好長一段時間，我都不願意和其他孩子一起玩。心結之一就是怨恨，我以前從沒這樣想過。我怨恨其他小孩搬進我家裡來。我的想法很簡單，他們來，我就走。」

分析師　「你記起自己在某個時期變得退縮，就像你發現媽媽腿上坐著還是嬰兒的妹妹那時一樣。」

停頓。

病　患　「我現在覺得很想面對現實，展望未來，而不是逆來順受。會有這種心情，是因為我常睡著，睡著和不想上學、以及在四、五歲時變得退縮的情形是如出一轍。」停頓。（大概睡著了。）「我在這裡很難保持清醒，這就像小時候逃學一樣，我從沒陷入進退兩難的情況，而是先一步逃開了。」

分析師　「你想保護所有人，不讓大家因為你發脾氣而遭殃，藉此拯救全世界。如果你不趕快走人，大家都會死。」

病　患　「為何如此？」

分析師　「因為我們一直在談的那股憤怒。」

病　患　「我偶爾會想，在我摧毀來我媽的幼稚園上課的其他小孩時，我有沒有什麼感覺？」

分析師　「退縮讓你完成兩件事，一是保有你的全能感，同時也救了其他小孩一命。」

停頓。

病　患　「就在這一刻，我覺得眼前的障礙大得不得了，我沒辦法跨越過去。」

分析師　「我們發現到，年少的你必須保護父親，好讓他不被你的憤怒殃及，但在你四、五歲時，由於他迴避了做一名強壯父親的角色，就某種意義而言，你沒有父親來幫你解圍。」（我做這個詮釋時，病患迅速睡著。）

141

病　患　「我今天似乎睡了好幾回，這肯定有它的意義。」

分析師　「我想你剛才並沒有聽見我說的話。我提到，你父親生病，所以你必須保護他。」（我重述一遍剛才的詮釋。）

病　患　「我覺得你這個看法並沒有什麼意義，太空泛了，我認為在這裡的困境，不像是在社交場合裡如果我不想說話就不必開口的那種平常的退縮。在這裡，我必須更進一步探究，才能從某個情況中逃開。不講話這件事已經被看穿了。」

分析師　「不講話等於謀殺。」

病　患　「沉默多少是想保有某些感覺，不想將它透露出來。我有權不說話，但我不曉得內心深處的感覺為何；我只能理所當然地認為是憤怒在作祟。」

分析師　「沒錯，我們還不能確定。」

停頓。

病　患　「況且，看來打從我很小的時候起，譬如說四、五或六歲開始，我的理性自我便取代了真實的情感自我，因為後者對任何事都不為所動。」

分析師　「這麼一來，後者便生澀而經驗不足。」

病　患　「今天要集中精神保持清醒特別困難。這意味著有件事格外危險嗎？這多少和我不確定換工作之後若照往常的時間晤談，我還能來多久有關，雖然，當然啦，如果我覺得需要我還是會來。」**停頓**。「關於沉默我還有另一個想法，就是它毫無用處。你曾說過它有其作用。我今天像是來質疑你的一樣。好罷，你說它有用，讓我們來瞧瞧如果我不說話會怎樣。快證明你是對的呀！說不定我是對你有辦法運用沉默這一點感到有些焦慮。我一旦接受挑戰，就不能用不來這一招來逃避。使出不來這一招就說不過去了。」

分析師 「我想，我現在是你母親，而你只有四、五歲大。」

病　患 「重要的是，我母親不曉得我的感覺，因為有些事我並不敢告訴她，深怕一說出口就會毀了她。」停頓。「那段歲月我唯一的希望就是可以瞬間長大，這麼一來就可以避開那麼多的不愉快。從五歲起我就努力當大人。我想要變得善於交際，但卻不想經過從童年到長大成人這中間的階段，這是唯一可能的安全做法。」

分析師 「大家所謂的潛伏期這整個階段似乎全被你刪除了。在你年紀稍長父親真正去世之前的這段潛伏期，你父親似乎以不同的形式去世了。」（我從病患的毫無反應當中察覺到我的詮釋八成是錯的；病患幾乎睡著。）

142

病　患 「我現在想到，兩個禮拜前我忽然可以自由自在地說話而且完全忘了時間的存在，這情形就某種程度上來說很假，很像是個詭計。重點是，它隱藏了無意說話的念頭。我開始發覺到過去不說話的背後藏匿著某樣東西。我一直以為這只是個麻煩的症狀，雖然你說過它具有潛在的重要性。我相信不說話這舉動把某個東西藏了起來，我現在確確實實這麼認為，就是沉默本身是別有意義的。」

六月十四日，星期二

病　患　「上一回我睡得很厲害。如果我放任自己，可能會從頭睡到尾。我想我睡這麼多一定有很重要的意義，可能是在潛意識裡逃避某件事，說不定是逃避某個漸漸逼近的危險。我有兩件事要說：一是我今天特別累；其二是，我覺得今天睡著比較沒有危險，因為我真的累壞了，不太可能去觸到什麼危險的事。這情況很古怪，我不覺得自己近來在表面上有什麼進步，也就是說我不覺得自己有好轉，不過我還是在想，該不該盼著採收分析的成果，以及什麼時候可以嚐到分析的成果。如果我就此結束分析，近來的分析會不會全白費了？還是會被統整起來？進行中的精神分析總會帶來混亂，這我知道，所以只要我繼續來這裡，我就別想著會感覺到自己康復了。」

分析師　「你記不記得我們上一回關於沉默及其正面意義的那一番談話？」

病　患　「只有模模糊糊的印象。我和我太太不講話了，因為她不想吵架所以也就沒有爭執。我們只談一些枝微末節的事。我不再試了，反正目前的情況又不緊急，況且，就以往的經驗來看，怎麼試也不會有結果，不值得白費力氣。她故意不講話，我被迫以其人之道還治其人之身。兩人打冷戰其實是很激烈的事。」

分析師　我把最近關於沉默的討論統整起來。

病　患　「這實在很怪，我們最近的談話我全不記得了，這些聽起來很遙遠。」

分析師　「所以你的意思是你需要我幫你記得，即便我們有同感的事也一樣。」

病　患　「講到有同感，我覺得自己實在是太容易同意別人的看法。除非我完全不苟同，否則我很容易接受別人的想法。我樂於接受，很少斷然反對；我幾乎從不跟人爭辯。」

143　分析師　「我想提醒你，你說過我很像棉花，如果你出手打我，你的手會陷在裡頭無所適從。」

病　患　「我想到一個畫面——我和你打架，但和你保持一段距離。這會是很理想的狀況，如果你並非時時發動攻擊但卻處於攻擊的狀態中——就像打拳擊一樣，只是由於隔著一段距離，對方出手的每一拳都會從你眼前彈回去。我對你有點不滿。你徹底地順應病人，營造出消極的氣氛，這簡直是我父親的翻版。我腦裡冒出一個抽象的意念，想到了輕易順應孩子需求、費盡心思要做到盡善盡美的母親。」

（這正好是他母親對於他仍在襁褓中時關於自己的描述。她對我說這番話之時，我和病患第一回合的分析尚未開始。）

「結果很糟、令人反感。」停頓。「我想到上回說的渴望沉默和渴望擺脫喋喋不休有很大的差別。喋喋不休有限度，即便內容毫無意義，也有其盡頭。我喜歡喋喋不休這概念，但純粹的喋喋不休漫無邊際，也沒有目標。喋喋不休是沒有對象的談話，只是暫時性的消遣。」停頓。「我剛剛沒說話是因為，我發覺有時無聲勝有聲，不須要為了講話而講話。以前我花太多的力氣在說話上，什麼話都說。」停頓。「我覺得，如果我不講話，就有再也開不了口的危險，然後我會睡著。我信不過沉默。」

分析師「剛才停頓時你睡著了嗎？」

病　患「沒有。」

分析師「你沉默時有個東西很真實，就是你呈現出自己本身，相形之下，為了講話而講話意味著你不確定自己是否存在，或者說，你不確定我是否存在。」

病　患「難就難在，我不講話或不想講話，都需要有個詮釋。大體上來說，我不喜歡講話。」停頓。「不講話和疲累有關係，它是個好藉口，所以累的時候我就可以不講話，也不需要解釋為何不講話。」（病患打哈欠。）

分析師「你需要我做出詮釋，我會說你認為你有權要求我這麼做。」（病患睡著了。）「我認為你想聽我做詮釋，但你又怕聽到那詮釋所以才睡著。也許你怕的是我的詮釋是對的。」

病　患「我認定你的詮釋是對的，如果你做了詮釋的話。我怕的是發現自己也有同感。我從沒想過你做的詮釋會是錯的（否則那只會是個人意見，我會把它當成是你的個人意見，不把它當詮釋來看。）所以，與其說我怕的是詮釋，不如說我怕的是發現了什麼，就像遭到當頭棒喝一般。」

分析師「你最近曾說過，沉默可能是一種抨擊。」

144 病　患　「我有個古怪的念頭，想像某人正在吃東西，像是把想法吞下肚去，所以，假使你製造出某個東西（某一則詮釋），你就是把肚子裡的東西吐出來。這麼一來，從你那裡接受某個想法是很令人反胃的。這裡有個危險，就是我吞到一半才認出這些想法，之後我開始嘔吐。有那麼一刻，這些想像在我腦裡歷歷如繪，我看到你坐在一份餐點前，盤子裡盛著你要吃的食物，你吃著吃著，食物愈吃愈多，也就是說，你慢慢把食物全部堆上來。」停頓。「不說話似乎很棘手，很危險，表面上看似無事。你能運用它嗎？不開口講話實在是太簡單了。我現在想起來了，昨天離開時，我心裡在想，人若一輩子不開口說話，還值不值得活下去？」

分析師　「這呼應了受到認可而被愛這個想法，或者說，被愛意味著你的存在是有價值的。」

病　患　「我覺得，我可以試著去相信並認定自己是被愛的，但萬一這不是真的呢？我簡直像是看到自己不會游泳卻掉進了水裡，也沒人拉我一把。」

分析師　「正是如此，你以前提過——你碰過這種情況。」

病　患　「但有個很大的差別。我應該試著別親自去做事，而是在想像中叫別人去做（儘管這是不可能的），不必他們真正動手。這很矛盾，只有靠變魔術才辦得到。」

分析師　「你念茲在茲的是母親和你——她的寶寶——融為一體這件事。」

停頓。

病　患　「睡著不純然是負面的，也不純然是一種逃避。睡著讓你有機會挺身而出。」

分析師　「對，我僅有的機會。」

六月十五日，星期三

病　患　「昨天離開之後，我一直在想我們下的結論。我面對這個問題好長一段時間了，卻發現我能夠因為本身而被愛或被渴望、而不是因為有什麼作為或有什麼成就而被愛或被渴望的可能微乎其微。我以前提過這一點，當我們談到完美這個話題時。我以前不覺得我有可能因為本身而被渴望、被尊重，所以我唯一能做的就是變得完美，稍有一點不完美都是徹底的失敗。所以我頭一次說自己有病時，我所面臨的困境讓我驚恐不已，因為我覺得自己和完美的境地相差太遠了，也就是說，我是失敗得一塌糊塗。在我承認自己生病之前，我躲回自己的內心世界，迴避迎面而來的打擊，如此一來，也迴避了被渴望、被愛或是否完美的問題。我不相信自己會被愛，於是說話的困難出現了，這是因為我沒理由在絕望至極的情況下，開口要求我所渴望的東西。」

145

「於是，我在想，了解這情況之後，下一步該怎麼做？怎麼樣可以解決這問題？任何務實的做法都幫不上忙，因為就事情的本質來說，我採取任何行動都是枉然。在這困境裡，對於這麼多年來我所錯過的事，也許是錯過了被愛，也許是沒察覺到被愛——倘若有的話，我能夠釋懷嗎？而且，我也想到，我母親可能因為這同樣的缺憾而受苦，她對於被愛不抱希望，所以她才會力求完美。」「再說，父親扮演了什麼樣的角色？我無法去想像他和我們是同類的人。他似乎沒有那方面的問題。」**停頓**。「開頭時我很猶豫要不要談昨天的情形，不用極理性的口吻來談實在很難。」

分析師　「沉默就是在這種情況下出現的，如果這情況被看透的話。」

病　患　「但我要怎麼用沉默來表明昨天的情形有多重要？而且，昨天末了時，我對當時的發現感到吃驚，也許它的戲劇性比它的真實性更讓我震撼，也就是說讓我訝異的是它的明確，而不是它的內容本身。它看似很重要，但太過簡單，無法解釋一切。」**停頓**。「它似乎起因於（我很早就發覺到）我一直執著於取悅每個人，這全是追求完美、渴望愛與尊重的驅力使然。我一直警惕著別把人家惹得不高興，對於關係裡頭一些正面的東西反倒比較不在意。當我表達出堅定的想法時，若有別人不接受我會心煩意亂。今天我透過電話和一位家醫科醫師談到某個病例時就是個例子。他希望我對某位孩子的病況給點意見，但他不把我的話聽進去，反而和我爭辯起來，我覺得很難受。那單純是三個月大的男嬰可能感染德國麻疹的病例，但那位醫生卻質疑我的診斷。他盛氣凌人，講話比我理直氣壯，我覺得自己錯了，態度猶豫起來，接著感到很惱火。我的態度應該更堅定才是。」

分析師　「昨天我做出簡單的詮釋時，你不只聽到了那些內容，也接收到我的態度和陳述的堅定。我的作法展現出來的特質影響到你。」

病　患　「我喜歡你的陳述裡頭那種明快，因為我就是做不來。你往往很謹慎，不會自以為是，很講道理，有錯也願意承認，但這一切讓我不是很滿意。我覺得你錯得堂而皇之也比對得含糊好。」

分析師　「嗯，我很明確，這很令人滿意。我們現在要考慮的是，我是不是錯得堂而皇之？」

病　患　「要記住事情很困難，但你說的和我心底深處的想法吻合。意義很模糊，但記憶很明確。我自己的猶豫不決不只是怕犯錯，問診以及想不起人家的名字時，我也顯得猶豫不決。之所以會如此，一個確切的原因是——我以模稜兩可做藉口。這裡顯然透露出一個想法，就是表現出果決會變成我父親。我不相信自己可以變得果決的部分原因，就是我不想變得和父親一樣，如果我和父親太相像，那麼如果我被愛，那是因為我和父親很像，而不是我本身的緣故。」 146

分析師　「你了解你母親小時候的情形嗎？她的童年是不是過得不順遂？」

病　患　「自我有記憶以來，外婆就已經很老了，她並不好相處，但在我母親小時候，外婆並不是這個樣子。我母親也曾這樣說過，雖然這只是她主觀的看法——我現在想到，也許我的困境可以追溯到外婆身上——她天生容易焦慮。我目前的困境，就我看來，就是因為我母親個性比我父親還強的緣故。我覺得父親太完美了，但這並非事實。倘若我父親很果決，我會很高興，雖然我不喜歡他這樣，但我會予以尊重。如果我母親現在開始變得很堅定，我會很火大；由她來展現出堅定並不對。對於我母親，我能說出目前對她的感覺；至於對我父親，我只能談我意識到我們在這裡所發覺的問題之前對他的感覺。」**停頓**。「關於我父親，我有個想法，他的果決對我來說有一點很不利，就是沒留給我玩耍的空間。」

分析師　「那麼——」

病　患　「我努力在父親身上挑毛病，找他的防護罩上的漏洞。」

分析師　「你後來所發現的父親的好，就你還是嬰兒的眼光來看可能是壞的，尤其是父親從你很小的時候起便如同母親般地照顧你這一點來說，像你之前告訴過我的。不過，我會說，父親基於人性的決定終究比母親以完美為標竿的原則更可取。你可以反抗父親，但你對原則卻莫可奈何。」

病　患　「我覺得有件事一定要避免，就是別太輕易接受任何事，因為你能做的實在少之又少。」

分析師　「也要避免你我之間正面的雙向關係。」**停頓**。「我想你剛剛睡著了吧？」

病　患　「是啊，今天頭一回。我察覺到自己愈來愈睏。很難去面對目前的情勢，我指的是你詮釋的內容。」

147

（也就是說，和那詮釋所呈現的果決風格相抗衡。）

「我還是覺得睏，『而且我也努力避免睡著』。我搞不懂不想說話怎麼會是好事？」

分析師　「當你睡著時，你拋下了我。母親對於你來說一直不存在，所以無所謂拋下她。」（病患睡了嗎？）

病　患　「我現在覺得，我們正在談的，和我腦裡想的相隔很遠：這是朦朦朧朧的白日夢⋯⋯難以捉摸⋯⋯和小孩子的玩耍有關。」

分析師　「父親不給你玩耍的空間。」

病　患　「而且母親不知道該怎麼玩，所以她玩不起來。」

分析師　「所以我沒用果決的作風逼你切中要點很重要。」

病　患　「而且我在想，過了下禮拜之後由於換工作的緣故，我恐怕不能再來這裡了。你揭露了我不想被揭露的事，變得討人厭，所以我不想再來這裡。因為這樣我才會覺得睏，藉此表達我的不滿。我這樣說很幼稚，但重要的是你變成了小孩子遊戲裡的食人魔了。」

分析師　「所以你能夠和我玩在一塊兒，一起玩的時候我成了食人魔。」

六月十七日，星期五

病　患　「我之前以為談一談我有什麼感覺很重要，但現在相對上看來已無關緊要。感覺和心情總是變來變去，而且也很短暫，會受到一些變因影響。比較重要的是去了解心情起伏變化背後的原因。」

分析師　「沒錯，你指出了我之前沒想過的事。你的心情是你想探觸自我時最容易的切入點。」

病　患　「我發覺其他人並不關心別人有何感受，這加強了我認為我的心情如何並不重要的想法。」

分析師　「當人家問：『你好嗎？』時，他們肯定不希望你說這裡痛那裡痛的。把這種寒喧話當真並不恰當。」

病　患　「我和我太太就是因為這種事起口角，我怪她沒對我噓寒問暖。她說：『何必呢？你老是慘兮兮的。』另一件事是，在我來這裡之前，對於說話有困難的原因，或者說，對於不願開口說話的原因感到有些困惑。這牽扯到兩個因素：一個是對憤怒的恐懼，另一個是，對被愛感到絕望。我認為，假使其中一個是對的，另一個就是錯的。在上兩回的晤談裡，憤怒的情緒消失了。」

148 分析師　「這兩者可能彼此相關聯。你心中有希望才會有憤怒。你在心中惦著希望的同時還得一面回應希望的落空，你就會憤怒。」

病　患　「照這樣說來，我感到徹底絕望是太誇大了。人把事情誇大是想把事情簡化，以便找出導致所有煩惱的原因。」

分析師　「我們往往會發現，某個癥結被釐清之後，下一個癥結也會跟著明朗起來。」

病　患　「我真的覺得不可能單靠一件事情解決所有問題。」

分析師　「憤怒和剝奪兩者不同。在過去的幾個禮拜，理論上你會覺得憤怒，但實際上你感受到剝奪。」

病　患　「沒錯，照理說我應當憤怒，但我只模模糊糊感到心煩，總覺得好像有股怒氣。和憤怒有關的另一件事是，憤怒總是一時的，不會持久。憤怒本來就是這樣？還是說，我把憤怒埋了起來，所以不會一直生氣下去？」

分析師　「我們看到你反反覆覆的一下子生氣一下子氣消，這造成憤怒本身的危險，並帶來絕望，而後者反倒沒那麼危險，因為絕望只會讓你感到人生徒勞無益。」**停頓。**「在分析裡頭你碰到了某些危險，和憤怒有關，所以你逃回到絕望裡。」

病　患　「憤怒比絕望有用，絕望是消極的。」

分析師　「當你氣憤的時候你感到更真實，即便憤怒引發的一些意念會讓你感到危險。」

病　患　「憤怒有它的目標，但絕望——嗯，一無所求。所以今天談的憤怒很可能更有用處。一想到瀕臨絕望，我就激動，但我似乎走進了一條死胡同；這兩天以來，氣憤消失了，我覺得我變得有點嘮叨。我想到，我經常重複說著同樣的話可能讓人覺得悶。就社交上來說，我知道我言語乏味讓人很悶，但我不得不如此。不這樣的話，我就只能變得絕望、沉默、與世隔絕。」

分析師　「當你幾乎同時感覺到希望和絕望時，會因為察覺到被剝奪了什麼而憤怒。」

病　患　「絕望只能是相對性的，因為絕望到底時是感覺不到絕望的。」

分析師　「沒錯。」

停頓。

病　患　「我覺得，我應該要開始考慮下個階段，多加利用這些領悟才是。我注意到，和過去好幾個禮拜相比，我不再昏昏欲睡了。如果昏昏欲睡表示有東西冒出來的話，這還滿令人失望的。如果我清醒，我會開始條理分明地思索未來，這樣可能沒什麼用處。」

149 分析師 「這新的情勢是從和剝奪相反的概念而來的，也就是從某個程度上來說，此時此地我擁有你所需要的愛——這是對流體介質的概念出現以來在分析裡發生的一連串事件的全新描述。[149-1] 我此處所謂的愛是沒有前提和條件，不多不少正好就是我能夠和你融為一體的能耐。」

病　患 「我想到，我好像回到了我頭一次來見你時的情況，也就是第一回合的分析。我想不出來究竟要跟你說些什麼才好。」

分析師 「換句話說，如果我當時了解你的話（那我就成了魔術師），我就會把剛才的那番話說出來。我當時可以這樣說：『讓你開口說話的唯一方法，就是我帶著愛走向你，而你沒辦法這樣表達是因為你不曉得那是你所要的。』這情況在第二回合的分析一開頭加劇了，當時你並不曉得你需要我，而且，要不是我去把你找來，你是不會自己來見我的。當然啦，我無法改變你最初所受的剝奪這個事實，也就是你早年所受的剝奪，我只能給你關愛的象徵。」

病　患 「我覺得我沒辦法開口說話是因為沒什麼好說；我從不曾想過應該要由你來起頭。」

分析師 「所以我們找到了沉默的正面意義——它表達了應該由我起頭這個想法。」

病　患 「這說法並不陌生，我記得以前對說不出話這事感到絕望，但我以為那是因為我希望你先開口說話。如今我明白那不只是圖方便而已。」

149-1　參閱附錄〈退縮與退行〉一文。

分析師　「如果你希望我先起頭，那麼由我起頭便不妥，因為這麼一來我只是跟著你的願望走而已。要做到順應你的需求，我得在你尚未意識到那需求之前便帶著愛走向你。」

病　患　「這讓我想到我和女人的關係，都是由女方先邁出第一步。我對博得女人歡心不抱希望。如果我要主動採取攻勢，我會一開始就認定自己不會成功。我搞不懂為什麼我的動力必須由外在環境挑起，我只知道在更年少的時候我並不是這個樣子。」

分析師　「在你看來，無論是否屬實，你母親沒法讓自己和你——她的寶寶——融為一體。倘若你用幽禁這字眼來想，你會明白我的意思，其意味著母親——和嬰兒一樣——沉浸在某個歷程裡，而這歷程顯示出她和她的寶寶暫時性地、而且幾乎是徹底地合而為一。同樣地，我和你也一同沉浸在分析歷程裡，以及沉浸在你回復到如同嬰兒般依賴、情緒的發展得以重新展開的歷程裡。唯有我跟你一樣沉浸在這些歷程裡，你始能存在。」停頓。「這倒讓人接著斟酌起分析師的動機。」

150

病　患　「是啊，我事實上一直在想：『從更廣的角度來看，你究竟想做什麼，你對自己的治療功力有多大的信心？』我有位朋友，他也是一名醫生，最近跟我談到他的未來，他說他考慮選精神科，他認為這一行收入很可觀。他不相信精神科有用，他說：『那真是浪費時間。』浪費時間這念頭讓我很火大，但我也懷疑這念頭有沒有一絲的真實性。我在想：『你是不是認為精神分析是一種實驗，沒把握會有效果？』」

分析師　「我從事分析也許是為了一份收入，也許我對自己能做到什麼程度也沒有把握，但你在乎的是：假使分析失敗的話，我是不是和你一樣遭殃？」

病　患　「沒錯，因為對你來說，認為精神分析很不錯而選這一行來做是很輕鬆的事。你可能不相信它有用，但你把它當一種技法來操練，一旦找到其他更有前景的行業你隨時會轉行。」

停頓。

分析師　「把分析師的工作和醫生的工作拿來相比，你注意到一個差別。醫生處理的是病痛，他把病人的病醫好了，他的工作就結束了。而分析師呢，相反地，必須要有一些溫暖的情感，這情感是融在他和病人的關係裡的，不會隨著病人的病痊癒了而結束。分析師想把病人的病醫好的願望，就是基於他對眼前這個活生生的人之存在的一份關心。」

病　患　「我們以前談到過這件事，我記得是在幾個月前的假期之後我們再度開始分析不久，談到造成緊張的當下原因之後說到的。這和「到底為何要有精神分析？」這問題息息相關。因為如果我們只要求症狀解除就好，那麼我根本不必來這裡。這回答了我以前答不出來的一個問題：怎麼判定一個人需不需要接受分析？關鍵在於，症狀是否是最主要的問題，還是說，那些症狀和其他的事比起來是次要的。今早來這裡之前我在想，我應該要有多大的企圖心？要花多大的力氣奮鬥？還是說，我已經達到了某個階段，而在這階段裡，活在自身的侷限當中才是上策？我也在想，人一旦放棄了企圖心仍會滿足嗎？還是說起碼穩穩當當地過日子就好？」

分析師　「你漸漸達到了可以考慮這些事情的狀態了。」

病　患　「人會不會因為太努力了所以根本不存在？打個比喻好了，如果我盯著某幅畫看，卻一點也不覺得它有意思，我該繼續努力，還是略過它去欣賞能產生共鳴又覺得有趣的畫，把應該從先前那幅畫裡瞧出什麼來的想法拋開？」

151

分析師　「相對於你迎合別人的期待的想法而言，你剛才說的話顯示出你自身的存在。」

病　患　「期待也可能是由內而來的。」

分析師　「沒錯，確實如此，從內在的某個人而來，而那個人某種程度上來說是由外在的某位你想取悅的人——譬如父親——內化而來的。但你必須保有這些內化的人，因為你依然缺乏自身的存在感。」

病　患　「你下了個總結，在我努力做我自己的過程中，我需要用到輔助支架，如今這些支架不再有必要了。就在這當下，我感覺到更正面的希望。我可以想像某個情勢到來，一個可見的未來，不再那麼遙不可及，甚至說它已經來了也不為過。我以前總對我真正開始存在這事不抱希望，說起來這像是在對你挑釁說：儘管使出狠招吧，但我不信真會有什麼事發生。」

六月二十一日，星期二

病　患　「你或許會一劈頭就問我新工作如何。我討厭你有這個念頭，不曉得為什麼。我想到你可能會向我道賀，這樣你就和我母親及姊姊沒兩樣，感覺上是一種侵犯，你沒有權利發表意見。若是和我共事的人恭喜我，或是一些平常略有交情的人恭喜我倒還無妨，不算是侵犯。」

分析師　「這和無條件地被愛這主題有關聯。你這想法傳達出，如果我關心你的工作，那麼你是因為有所成就所以才被愛，對你來說，這樣被愛是負面的。」

病　患　「沒錯，大體上說來，你在這裡對外頭發生的事表達的任何看法都是不當、令人不快的。我母親可以有她的意見，因為她多少要為我來接受分析負責任，但我不懂這干我姊妹何事，我是指接受分析的那個姊姊。」

分析師　「她目前的狀況如何？」

病　患　「好得很，找到了一份差事做。我發現跟她講話很有壓力。她的治療進行到一半就停了，她的行為舉止不切實際。」

停頓。

分析師　「你免不了會拿姊姊來和自己比。如果你有深刻的改變，你也會關心你姊姊是否也有同樣的改變。」

152　病　患　「我不敢說是不是這樣，也許你說得對，我現在才想到這一點。我今天來這裡之前在想，醫院裡為研究生舉辦了一場個案教學研討會，碰巧舉了個精神科的案例。會上討論到一件事，讓我想起第二回合的分析之前、我頭一回住院時所感受到的焦慮，害怕自己是不是得了精神分裂症？感到不真實是不是就是精神分裂症的症狀之一？會上討論到這種不真實的感覺。我以為那感覺已經不見了，但現在又擔心起它是不是回來了。授課的那位醫生說，心理治療對醫治精神分裂症沒什麼幫助。你曾說我得的是精神病，而不是精神官能症，這念頭讓我很不安。」

分析師　「沒錯，我的確說過那句話。」

病　患　「我焦慮的是這種病的自然病程。它意味著病情可能會變得更糟，精神分裂症會自然緩和下來，但我也要有復發的心理準備。復發的機率很高，即便是接受治療而病情好轉的病人也會再度發病。所以我們或許只是努力去延遲最終的崩潰而已；我會這樣想是因為，儘管我有時覺得自己狀況很好，但偶爾還是會感到很不真實。我一直不願意把自己的病冠上一個名稱，因為我覺得精神分裂症根本是無藥可救了。但反過來說，我又發現自己對精神分裂症應該使用藥物治療的論點很不能苟同，以實證的方法來治療思考違常似乎是錯的。會中有幾位醫生甚至主張精神分裂症是器質性的疾病，有其生理上的病理依據。這論點的基礎在於，有些藥物會誘使精神分裂症發作，所以我很焦慮自己將證實這種病是不治之症。」

分析師　「你面臨兩種可能性，無論哪一種都牽涉了相當重大的議題。從一方面來說，你是可以被治好的，也就是說那些醫生全是錯的，這麼一來，關於精神分裂症的公認觀點就是錯的；但從另一方面看，精神病理學家可能是對的，如此一來你就是治不好的。」

病　患　「況且，我和太太談論過這件事，她表明說，如果我沒接受精神分析，她就會幫我一把。她原本以為，我的病情可能會變得更糟，但如果我沒接受精神分析而變得更糟，她也不接受指責。我又想起我住院時很害怕自己會變得完全脫離現實，任何治療都沒效。」

分析師　「當你病得那麼重時，你倚賴的是我、你母親以及你姊姊對你的病的心理本質的看法，而我們三人就是在這個共識上凝聚在一起的。」

153 病　患　「另一個讓人擔憂的一點是，我覺得自己如果再碰上新的壓力就會崩潰，所以我在想，我是不是要慎選工作，以避免情緒上遭受壓力的危險。工作沒壓力很不好的一點是工作會變得很無聊。」

分析師　「無聊本身也是一種壓力。」

病　患　「沒錯，但焦慮的原因是問題一直擱著。我一想到最主要的問題一直擱著就很擔心。我給自己的理由是，我必須找出自己無法承擔責任的原因，這樣一來，我不僅當下得以寬心，也讓我在承認自己有精神分裂症的徵狀之餘鬆了口氣。如此說來，精神分裂症是正常行為的一種變異，所以精神分裂症事實上沒什麼好擔心的。」

分析師　「倘若精神分裂症以這種方式被納為正常的一部分，那麼它是器質性疾病的說法就會被排除了。」

病　患　「這讓人安心多了。」

分析師　「所以你透過接受精神分析的過程不斷在尋找精神分裂症

這個牽連甚廣的概括性問題的答案。」

病　患　「而且，我在想，我有沒有造成別人太大的負擔。我太太談到我的崩潰時曾暗示說，要是我是精神分裂症，那麼她會受不了和我繼續同住一個屋簷下，如果我真的病得那麼重的話。所以我常意識到我帶給她的負擔實在是太大了。而且，我也會替別人感到焦慮，特別是如果我將來可能從事心理治療這一行的話。如果我認定大多數的人都對精神分裂症有所誤解，那麼我不著手去扭轉這誤解便是違背良心。這是個巨大的使命，需要有傳教士般的熱忱，而這正是我所欠缺的。如果我發現很多人在做一件不對的事，袖手旁觀會讓我很難受。」

分析師　「當你真正要面對的問題是你的自我何在、以及你會不會好起來時，你想到了對精神分裂症的一般看法這個抽象的問題上？」

病　患　「要接受那是公平的並不容易。」

分析師　「繼你之後的頭兩個發病的人，就是你母親和你姊姊。」

病　患　「沒錯，如果有人認定我得的是精神分裂症，那麼她們得的也是精神分裂症，畢竟這也牽涉到家庭因素（我指的是家庭性因素，不必然是遺傳性因素）。這意味著我會焦慮我的孩子的情況，儘管我認定她們不可能同樣受影響，也儘管我的認定沒有理性的基礎可言；看起來就是不可能。」

分析師　「這還得牽涉到你太太。比方說，整體而言，你認為孩子覺得她容不容易接近？」

病　患　「對我來說，當她忽然間討厭起我的病時，她很難接近，　154

但她對孩子不會這樣。我希望她對待治療的態度能更大膽。」

分析師　「也許你會選擇你太太是因為她和你母親有很重大的不同。」

病　患　「沒錯，她有很豐富的常識，這是我的家人所欠缺的。雖然她對未知的事物總躍躍欲試，不過她還是能腳踏實地。她清楚自己想要什麼，也勇於追求。所以我知道我選擇她是因為她和我的家人相比有很大的不同。」

分析師　「所以孩子不可能會受影響，雖然你很難從她身上得到你的孩子自然而然從她身上承襲而來的現實感。」

病　患　「我突然想到三天前在報上看到的一句話：『畫地自限者，難成大器。』我就是那樣；或者說，那是我努力想要避開的。我因自己的侷限而看輕自己。我突然想到，我不信任精神科的原因之一，和我對精神醫學以及精神分裂症的態度有關，是基於一個錯誤的態度。這是我崩潰之前在潛意識裡意會到的，如果我想要和大多數人和平共處，那麼我就必須和其他人一樣接受錯誤的想法。」

六月二十二日，星期三

病　患　「有些感覺從上次晤談過後一直存在著。由於我們把我的病冠上了個名稱，我很焦慮不曉得會發生什麼事；不知道將來會如何？也許這意味著治療還必須持續很長的一段時間。焦慮的情緒摻雜著幾許的輕鬆，甚至多了幾分興味。感到輕鬆是因為把病冠上一個名稱之後，這病不再那麼曖昧模糊，比較容易去面對，所以我也更有信心；感到有趣則是因為，我一想到一群傻瓜爭辯著心理治療能不能治精神分裂症，以及有多少人不了解精神分裂症的本質就想笑。如果我告訴他們我有精神分裂症，他們臉上的表情一定很有趣。我在醫學這領域努力了這麼久，終於當上了住院醫師。他們甚至可能會嚇壞了，那些近來和我一起共事的人，以及醫院同僚，特別是那些當初面試我、希望由你自己給他們一份報告的人。他們現在應該忘了。」

分析師　「沒事的話，大家就忘了；如果出事了，他們就會想起來？」

病　患　「我現在突然焦慮起來，對我的新工作感到不安，諸如此類的。我不知道自己怎麼了。」

分析師　「你也在懷疑我有多大的本事做我現在這份工作。」

病　患　「指導我的六、七個專科醫師之中，只有一人是遴選小組的成員。我還是覺得需要有人多幫我一點。工作上我還是很倚賴有人能夠助我一臂之力。公平競爭讓我感到很不安。除了第一份工作（我崩潰那時）之外，我一直都不必和人公平競爭。而且，以我目前的處境，很不利的一點是，你除非丟了飯碗，不然是不會去應徵新工作的，所以我可能會失業，這麼一來，我整天待在家裡日子就難過了。我終究還是很擔心將來會怎樣。我碰上了很實際的問題，我不想當自行開業的家醫科醫師，但我的選擇有限。家庭醫學科沒吸引力的一個原因是，當自

155

行開業的家醫科醫師得要獨力奮戰。」

分析師　「大家都忽略了家庭醫學科的這一面，當自行開業的家醫科醫師是孤立無援的。」

病　患　「沒錯，比方說，把大醫院的病人轉介回社區的家醫科診所沒問題，但是家醫科醫師把病人轉介回大醫院裡就不被認為是好的，這實在弔詭。當家醫科醫師讓我擔心的一點是它的穩定性，也就是說，那是一輩子的工作。無論如何，決定要走那條路是很痛苦的。在大醫院看診吸引人的一點就是它的不穩定性，你不必現在就決定將來如何，你可以一直順應時勢做調整。但是你一旦當開業的家醫科醫師，你就一輩子靠家醫科吃飯了。」

「回到昨天的話題，有件事我忘了，剛剛被它溜走了，是關於如果我做的是一份輕鬆穩定又單調的工作會怎樣；那樣的話，我會做得很沒趣又痛苦。我因為自己選了當醫生這條路而忐忑不安，做這一行時時刻刻都有難題要解決，上下班時間也不固定。我在想，選擇醫生這一行到底對不對，你得去面對嚴密的安全防護、工作時間長、要擔很重的責任，薪水相對又不多；但話說回來，我當時沒有別的選擇。做這行你得要有傳教士般的奉獻熱忱才行。還有一個問題是，醫院人事部會要求你做多少行政工作。醫生最討厭外行人告訴他們該怎麼做，但醫生也很討厭自己打理一切。我似乎很希望有完美的行政部門做後盾，我因為自己這個依賴的弱點而看輕自己，同時又因為院方的干預而有所不滿。」

分析師　「你對行政單位的依賴其實是對人的一種依賴。」

病　患　「我和我太太就為這一點爭吵過。我喜歡把大小事交給她管，她會盯著我在對的時間做對的事。她希望我能獨當一面。要不是她在我背後緊盯著的話，我的生活會整個癱瘓，她很氣這一點。」

分析師　「你目前的工作，行政的性質居多嗎？」

病　患　「還很難說。一開始時我覺得它有點輕鬆，因為是諮詢性質的工作，不必承擔直接的責任，所以比較沒有日復一日的焦慮。我只擔心主治醫師說：『瞧，這病人該住院了。』因為後續的安排就全落到我頭上了，這比處理醫療問題更難纏。」 156

分析師　「這像是環境的問題，也是你處於某個環境的問題。」

病　患　「我不太懂你的意思。我對行政工作感到焦慮——這就像帶孩子一樣——你不能光順其自然就好。如果你生了孩子，你就必須照顧他們。你不能某天下午突然說：『好了，我受夠了。』然後拍拍屁股一走了之。這就是行政工作可怕的地方。我在想，我表達的是不是我母親對自己身為人母感到有所不足的心情，她自己總是很不安，所以我身為父親比起其他為人父者要來得更不安。同樣地，行政工作就像看管小孩一樣，也和下棋差不多。要破解棋局很難，很久以前我就體悟到這一點，你要決定走某一步棋就已經夠困難的了，何況你的下一步棋還得看對方走了哪步棋而定，所以這是個隨時在變化的活問題。打網球對我來說就不同了。在我能夠有十足把握解決困境之前，我喜歡先穩住局勢，這麼一來就不會有緊急狀況出現，也不會有強烈的不安。」

分析師　「這情況也可以套用到分析情境裡頭的分析師與病患之間的關係。」

病　患　「沒錯，當你的一舉一動會影響某個人的整個未來時，也會遇到同樣的情況。這是心理治療最讓人擔心、也是最有趣的地方。」

分析師　「你希望把目前尚未整合的這兩個面向整合起來。」

病　患　「我覺得自己病得很嚴重的那陣子，我就像陷入泥沼一般，或者說，就像在沙石或碎礫所形成的峭壁上使勁地攀爬，每踏一步都踩了個空，周遭瞬息萬變，令人不安到了極點，但我知道即便在那種情況下我仍渴望有基本的安全感。我覺得自己從來都不開心，所以我很想要有應付多變情勢的本事。」

分析師　「你想要有基本的安全感，但也渴望自己可以不需要這基本的安全感。」

病　患　「在以前，這是理性的覺察；而今，它比較屬於感受上的問題，不只是知道、或是快要意識到而已。它太像是一場賭博，如果我輸了，風險高得嚇人，這不是我想要的那種興奮。大家常說，小時候如果別人給我兩個選項要我回答，我總會說『兩者皆是』，我爸老愛取笑我這一點。我總是很怕錯失什麼，這和我沒辦法應付強烈的不安全感很吻合。賭博不是好的解決辦法，並非明智的決定，而是錯誤的方法。」

分析師　「你有兩個選擇，一是做一個獨立的個體把環境視為既定的事實，另一個是屈服於環境，失去個人的認同。你正告訴我，你沒辦法解決這種二選一的兩難問題。」（病患睡著了。）

病　患　「我覺得很茫然，超乎我能理解的範圍。沒錯，我睡著了。睡覺是迴避兩難困境的一個方法。」**停頓**。「我突然想到一件事，從昏昏欲睡聯想來的，和我目前的茫然有關；每當我感覺到無力應付、心灰意冷、好轉的希望渺茫時——我就會睡著。」

分析師　「你的理性了解到，為了解決問題，有些事得靠我才行，但事實上你的問題並未解決，你陷在一片茫然之中。」

六月二十四日，星期五

病　患　「我發覺今天很難開口說話，我似乎處在停滯狀態裡，看不出會有什麼事發生。我想到，大體而言，雖說一些基本的問題都談過了，我覺得我和兩年前來見你時相比，除了更有自信、也沒那麼憂鬱之外，沒什麼兩樣。我還是和當初一樣地感到不真實，也許這牽扯到一個因素，就是我的工作狀況並不如意。我現在和病人的接觸少了，空閒的時間多了，沒特定的地方可去。住回家裡之後，我和其他醫生不容易碰面，比較起來，之前當住院醫師時大家還滿常保持聯絡的。家居生活比以前輕鬆了點。我和太太現在不吵不鬧了，但關係也沒有比較好，這意味著，假使我不能把目前的情況處理得更好，我就是沒有進步。」**停頓**。「而且我覺得，我來到這裡之後，可以躺下來什麼也不說滿不錯的，等著瞧會有什麼事發生，不過，八成什麼也不會發生。你會坐在那裡，接受我的沉默，這會讓我很不滿。」

分析師　「你有些期待，但不管發生什麼你都感到絕望。」

病　患　「我覺得這和我們近來談到的對被愛感到絕望這話題有關。在現實裡，我多少可以忍受得了這種絕望，也就是說，在外頭的情境裡我做得到，只要我能放輕鬆，不去盼著有什麼事會發生的話。說來我就是拋不開這絕望，所以未來看似一片黯淡。」**停頓**。「關於對被愛感到絕望我想再補一句，我是對倘若愛出現，自己是否有能力應付狀況這一點感到絕望。」

158　分析師　「你不確定自己能不能接受愛。」

病　患　「我從來都沒辦法接受愛，對任何事也沒有感覺，所以我很懷疑。」

分析師　「如果我愛你，那麼這會是對你個人的考驗，不過，目前愛你的人仍未出現，所以你不受考驗，你可以繼續保有一切還算過得去的想法。你是在告訴我，你在這方面沒有經驗，所以無從知悉。」（病患昏昏欲睡。）「你是在告訴我，你的本性裡有這道深刻的分裂存在，以至於你的衝動不想與外界有任何接觸，你是用感覺不到真實的假我來接受現實。」

病　患　「沒錯，如果真是如此，要怎麼做才好？有所察覺就能做出改變嗎？這很容易理解，但缺乏感覺的問題要怎麼處理？」

分析師　「讓我們這樣說吧，這是你目前的狀態，你看不到出口在哪裡。」（病患昏昏欲睡。）

病　患　「不過我的昏昏欲睡和我們所談的並沒有直接相關，它比較是屬於一般的狀況，是對某個情勢感到絕望的一種反應。」

分析師　「就它的本質來說，你看不到任何可能的結果。」

病　患　「這兩年來我們發現了很多有意思的想法等等之類的，但我們卻拿這個最核心的問題一點辦法也沒有。」（睡著了。）「我腦子裡剛剛閃過一個很古怪的影像，簡直就是個夢境，我看到有人設法要跟我聯絡，商量醫院裡的事。遇上這種情況你會怎麼做？如果外頭的世界進入到分析的情境裡頭來的話？」

分析師　「這個夢正好和我們一直在談的主題有關。你提到醫院主動與你聯繫，由於要商量的事和你無關，所以不成問題。在這裡除非事情關係到你，而且你也不抱希望，否則一點好處也沒有。這顯示出你此刻害怕的是意識清醒卻對和我接觸這回事感到絕望。」（病患昏昏欲睡。）「你待在這裡卻又與我斷絕聯繫、全然孤絕，這是很難受的。」

病　患　「是啊，當我聽著你說一些關愛的話時，你和我同在一起的想法變得很遙遠。」

分析師　「下個階段到來的先決條件就是你目前的這種困境：你和我同在，卻感到孤絕。」（病患睡了幾分鐘。）

病　患　「這話聽來好像是說，我在這裡談話會有困難，部分是因為我在所謂的潛意識裡刻意要孤立自己，彷彿我有個需求是不要建立任何聯繫似的。」

分析師　「沒錯，不過，你似乎正追逐著某個抽象的東西，想把它化為真實。」

159 病　患　「沒錯，這正是我努力在做的，把抽象化為真實。藉著睡覺來迴避問題很誘人，但這樣做一點幫助也沒有，而且我多少覺得這樣做會讓你和我對立起來，因為你曾說過，睡覺會作夢所以很有價值，但我覺得睡著會導致某種僵局。」

分析師　「另一個可能性對你來說非常困難，就是神智清醒地待在這裡，但與外界毫無接觸。」

病　患　「沒錯，看來唯一的解決辦法就是索性睡覺去，同時心裡頭想著，當我一覺醒來，一切都會改觀，問題也解決了。」（昏昏欲睡……他這時把手覆在臉和前額上，這動作相當罕見，說不定是頭一回發生。）停頓。「我有時候覺得，就像我之前說過的，每當我要自我評估時，就發現自己睡著了，然後我會因為自己很沒用而想懲罰自己。這真是浪費時間。」

分析師　「剛才，你把手放到臉上。如果我是個敏銳的母親而你是嬰兒的話，我會曉得你的臉想被觸摸，因而我會把你的臉靠在我的乳房上；可是，你剛剛卻既是母親又是嬰兒，所以你的手必須充當成母親的一部分。」（這段詮釋才一開始，睡意便征服了他。）

病　患　「我又陷入恍神的狀況了，我不覺得這樣有什麼用。」

分析師　這時我把剛才的詮釋重複一遍。

病　患　「我懂你的意思，我該料到你想做什麼，倘若你果真做了什麼動作的話，我會被你嚇到。你似乎暗示著，你原本想做出身體上的擁抱。」

分析師　「你記不記得你提過在頭殼之外的頭痛，然後我的詮釋是你希望頭被捧著，而當天你曾捧著某個孩子的頭。」[159-1]

病　患　「有件事很矛盾，和目前狀況是一致的，而且我和同事討論過這矛盾，它和門診的病人有關。我不想持續和我幫不上忙的病人見面，但很多這種人喜歡上醫院，就算門診要等很久也無所謂。目前我門診的時間增加，我每見一名病人都要決定他下次什麼時候回診。這讓我想到，他們想要的是有人握住他們的手，也就是說，只有語言上的接觸他們並不滿足；他們要的是身體上的接觸。」

分析師　「但他們得不到，不是嗎？如果不做身體檢查的話？」

病　患　「他們會覺得，來醫院看診時如果醫生只是跟他們說說話而已，那等於是白來了。就算只是做個很小很小的檢查，情況也會大大不同。」

分析師　「我認為問題在於孤單，而孤單或多或少是世人皆有的，而且你也是因為同樣的問題來到這裡，但你把自己孤立起來，不跟我接觸。」（昏昏欲睡？）　160

病　患　「讓我來下個結論，對身體的擁抱這概念做個總結。我今天的睏意有別於以往，也就是說，是在不同的情況下出現的。今天所有的睏意都是出於對身體的擁抱既愛又怕這個衝突。」

分析師　「你記不記得，你提起頭殼之外的頭痛那一回，你說如果我真的捧著你的頭，你會覺得我這樣做是機械化地把某種技巧應用出來？重要的是我感受到、而且理解到你的需求。」

159-1　參見本書附錄〈退縮與退行〉一文。

病　患　「在情感的層次上，我需要身體的擁抱，不過一想到有身體的擁抱又覺得很可怕。但我覺得我應該會想要有身體上的擁抱。」

分析師　「你的女友給了你身體上的擁抱，這對你很重要，但你要的是在這裡有身體的擁抱，不過你卻是在外頭得到它。而今你陷在又愛又怕的衝突裡。當個嬰兒，你的需求相當明確簡單。問題是，此時此刻的你在多大的程度上可以說是嬰兒？若說我們正一起談論著某個嬰兒的情形，這說法有多大的真實性？」

病　患　「察覺到渴望有身體上的擁抱是一大進步。一開始時那只是理性上的一個念頭，是這念頭有無吸引力的問題。」

分析師　「不過你現在談的是真實的需求。」

病　患　「也許這需求顯而易見，不過，在某些情況下我需要的是言語上的擁抱，如果它來得正是時候的話。最近好幾次我回家時發現，我太太根本不在乎我回來，連招呼也不打，我覺得很難過，但也沒小題大作地埋怨，因為我知道那樣沒用。但是我想過，如果她願意適時表示點溫暖的話，就算只是一句話也足夠。」

分析師　「我會說，適時而正確的詮釋也算是身體擁抱的一種。」

病　患　「我想到一件事。過去這幾個禮拜我注意到有個很大的變化產生。一年前，我原本很喜歡看電影，因為看電影時我可以把問題暫時拋開幾個鐘頭，融入電影裡頭的人物情節，所以中場休息燈光打亮時我會很生氣。而今，如果我去看電影——目前極少去——回到家時感覺更糟，更覺得與外界失聯而且脾氣超差。我現在不想再陷在電影角色裡難以自拔。如果我看電影有伴的話就沒問題，這麼一來，看完電影離開時我們有共同的話題可聊。我現在發覺到，我以前看電影等於是挖個洞把自己埋起來與世隔絕。我太太不想和我討論電影讓我很火大，她要不是還沒看過那部電影，所以不想先知道劇情，就是她看過了，而且事隔好一段時間，所以她對那電影不再感興趣了。」

161

（由於有孩子的緣故，夫婦倆雖還算抽得出時間一起去看電影，但很少這樣做。）

六月二十八日，星期二

病　患　「我沒什麼話可說，這似乎有某種正面的意義。」

分析師　「它本身就是件要緊事。」

病　患　「沒錯，打從我們談到精神分裂症以來，我更能察覺到情緒上的變化，並時時留意情緒上的任何動靜，這讓我察覺到何謂正常時更加不滿。之前我已經準備好去接受分析可能會讓我回歸到幾年前的狀態，但那會是回歸到不真實，而今我認為自己一直都是不正常的，所以我身上沒什麼東西是可以拿來和正常相比的。只求生活上不出問題並不足夠，這又讓我感到絕望。如果我必須達到經驗中從來沒有過的狀態，那麼達到的可能性如何就說不準了。我們可以把這裡的障礙移除，但怎樣才是積極作為呢？我第一次來見你時，不覺得自己有什麼問題。我唯一的目標就是想要有所改變，讓自己有進步。媽媽要我來接受治療時，也說不出個好理由來。她說，我不必覺得自己需要治療，但接受治療對我有幫助。也許我媽知道我有些不對勁了。目前我倒像個冒牌貨似地要求改頭換面，這可是一般醫學望塵莫及的事。」

分析師　「你把基本的健康視為天經地義的事，努力想改善病情。」

病　患　「接受分析之前，我相信有身心強健這回事，但打從我當醫生以來，便不這麼想了。因為健康其實並沒什麼意義，只是理性上的一個概念，這概念遺漏了某些東西，而且可以確信的是健康的狀態是會改變的。」

分析師　「唯一能讓人滿意的是，倘若人真的能夠健健康康的就好了。」

病　患　「我的小女兒滿週歲，我卻把這事忘了，儘管我前一晚還提到這事。我大女兒一早醒來就說起這件事，而我為自己竟絲毫不覺興奮感到震驚。我要怎麼學會興奮？那是個基本的主觀歷程，無法被灌輸，但我卻是為了這歷程來到這裡。」**停頓**。（睡著？）「當時我碰到的難題是不曉得上哪兒去慶祝，或者說，不曉得接下來該怎麼做。我可以沉默好半晌，這可不是開玩笑，純粹是不曉得要說什麼好。」

162　分析師　「你似乎沒考慮到，待在這裡卻沒和我有任何接觸也會經驗到某些東西。」

病　患　「我知道這問題的一般性，但我察覺不到沉默當下有什麼特殊的。我想到，在治療時提出某些特定的問題其實不太恰當。此刻我覺得沒必要想到什麼就說什麼，但我忘了我原本是應該要這麼做的（自由聯想）。記住事情並沒有幫助。我始終盡力避免講出無謂的話。」

分析師　「照這樣說來，自由聯想就是不開口說話，變得遙不可及。」

病　患　「腦子裡的念頭還是跟以前一樣會消失不見，不過現在為了思考我得要和外界疏離。沒辦法喋喋不休的情況又回來了，要很用力才擠得出話來，所以我不是喋喋不休，而是硬吐出話來，沒有自然流露的輕鬆。因為要很用力才能表現得隨興自然，我總感到不真實。花力氣本身是很造作的。」

分析師　「疏離是很真實的，雖說這樣會讓你和外界失聯。」

病　患　「在外頭時，由於缺少和人接觸，也是同樣地孤單。其他人都被我推開，所以他們不把我當朋友。我太太對我也有同樣的感覺，她抱怨我很遲鈍。舉個例子來說，一有人講話，我最先的反應就是無話可說，想不出要說什麼好。但我還是想交朋友，所以我用力說話，盡量表現得友善，但我始終覺得這樣子真是很絕望。」停頓很久。「我醒來時覺得快被頭髮纏得窒息了。」

分析師　「也許這跟你和母親之間的關係有關。」

病　患　「感覺起來是這樣，但又如何？我覺得母愛（mothering）和讓人窒息（smothering）兩者有某種關聯。」

分析師　「母親要能在你和外界疏離時接觸得到你才是。」

病　患　「如果這說法真確的話，情況會相當棘手。走出這裡，沒人知道我需要什麼。在這裡，我暗示你我希望你說些什麼時，你從不依我。你似乎是鐵了心不說。知道你決意不做我所需要的事讓我很絕望。」

分析師　「我怎麼知道你需要什麼呢？你一直在追求不被滿足的經驗，因為你身旁沒有人能接觸得到你。」

病　患　「這該怎麼辦呢？」

分析師　「我認為你的感受比較接近憤怒，這是你每次遭遇到挫敗時常常透露出來的感受。」（病患睡著了。）「你睡著時，會想要有個能處理一切的人抱著你。」

病　患　「我面臨的一個難題是，這裡所用的技巧主要是口語的，你很難在口語的層次上去想像會有什麼進展。對我來說，要想從口語的層次受惠，簡直和變魔術沒兩樣。不過，也許從某方面來說它沒那麼不合理。」

163

分析師　「比起我真的抱住你，這長椅更像是我的化身。這整件事的彆扭只會讓你深深發覺到，你不像自以為的那樣是個嬰兒。」

病　患　「在我媽家或我丈母娘家裡時，我不只無話可說，還昏昏欲睡。從我們所談的來看，說不定我一直在渴求支持，而且我很想坐下來或躺下來。看來我是不堪醒著時的煩惱。」停頓。「我又想到，我很納悶，睡覺是不是表示我發覺自己想當嬰兒被人撫觸的渴望落空了。我對某些事已經麻木了。難受的是對憤怒感到害怕，我們以前談過隱藏的憤怒，這讓我想到，我很氣自己那麼小心翼翼地不讓憤怒跑出來。我禁得起發洩出更多憤怒的；我氣自己築起這麼大的障礙阻礙了進步，而進步得靠把憤怒發洩出來才行。」

分析師　「你需要充分感受到內心的整合，才有辦法忍受憤怒的威力。」

病　患　「我現在覺得我可以忍受內在更多的崩解。」

分析師　「倘若這一切我都理解無誤，那麼你氣的是我沒有扶持你，結果最原初的挫敗又在目前重現。」

病　患　「我現在也感覺到另一件事，就是當我無話可說時，心裡有某個聲音告訴我：『你現在好端端的，冒險把自己搞得惶惶不安值得嗎？你也許還罩得住。』聽從這個聲音並不智。我準備好要冒險，但另一半的我太謹慎了。」

六月二十九日，星期三

病　患　「我昨晚做了個夢，內容有點想不起來了，大約是繞著我太太和某個男人之間的真實情況打轉，簡直是一場夢魘，我大概和那男人大打出手或起爭執。過去的兩、三個晚上我一直覺得，我一開始就應該更猛烈地對那男人予以反擊，不該這麼軟弱才是。這個夢把我希望發生的事給誇大了。」

分析師　「你內在似乎有某個東西益發強大，讓你能夠進入和人打鬥的狀態，而這狀態始終被暗示著。」

病　患　「沒錯，我有時候會覺得我和太太的關係可能會起變化。我一直有這種感覺，覺得假使我現在多靠近她，而且流露出多一點感情，她很可能更能接受我。我現在比較少聽到那男人的事了，也許她並不常去見他。除了這主觀上的感覺之外，我沒什麼可說的。」

164 分析師 「我們經常發現你腦中快要浮現兩個男人打鬥的意念，隨後你又從這情勢裡撤退。現在你似乎又快要浮現這個意念了。」

病　患 「我記得我們之前討論過一兩次我渴望被呵護或被撫觸等之類的事。我昨天離開時在想，也許我一直很想要有女人那樣子對我，我太太沒興趣那樣對我，她只想有人像父親一樣對待她。坐公車時我在想，我對被人呵護有種恐懼。你記得第一回合分析時我提過的那位音樂老師吧？被對的人呵護就沒問題，我岳母就不是對的人選。我多少因為自己的孩子氣和娘娘腔而看輕自己。很遺憾，我選來當太太的人，就是不喜歡照顧別人。如果有人外表看來就是焦慮不堪，不能給你溫暖和照顧，而我卻還不死心地渴望被呵護，我會很不安。」

分析師 「你從我身上經驗到了被人呵護的少許例子，但這些例子讓你發覺，你自身就是缺乏對的人在對的時機照料你。」

病　患 「我不確定自己是否了解這個歷程。接受分析是不是象徵性地經歷從前錯過的事物，就像胚胎會重新經歷演化歷程一樣？這我可以理解，聽起來比較有道理。」

分析師 「你對女人的感覺和你對分析的感覺兩者之間有共通點。當我進行得順利時，你會覺得有力量去面對挫敗，而這些挫敗把你扭曲了，也因此激怒了你。憤怒根本沒出現，因為你尚未達到夠堅強的地步，禁不起憤怒的洗禮。」

病　患 「所以我只有兩個選擇，一個是去經歷呵護的歷程，另一個是，因為沒在對的時間得到良好的呵護而大發脾氣。」

分析師　「我們可以隨著治療的進行拭目以待。」（病患睡著。）「看來，當你冒出與父親發生衝突的念頭時，你被迫去面對這樣做是否值得的問題，而且，你和母親之間的關係不夠強韌，或者說並不穩固，所以你被迫去面對這關係的薄弱。」（病患昏昏欲睡。）

病　患　「我沒真的睡著，只是頓了一下，因為你講得太快了。我沒跟上，所以才打住，當你話講太快，我通常會有這樣的反應。」

分析師　「如果我講得太快，那就是在說教，不是在做心理分析。」

病　患　「我很難接受我得擔起決定分析步調的責任，但我明白為何非由我來做不可。」

停頓。

分析師　「我剛剛講得太快時，我就是你母親最糟的時候的翻版，或者說，至少，我變成了你早年的某個關鍵時刻裡你眼中的她。目前是過去的翻版，這在在暗示著你對我的憤怒。」

165

病　患　「我目前遇到了一個實際的問題，和小女兒用奶瓶喝奶這件事有關。我們試著要她用杯子喝奶，以便幫她斷奶，但她對使用杯子並不熱衷。我內心很掙扎，一方面想逼她斷奶，不讓她走回頭路，以免她長大了還抱著奶瓶不放，人家會指指點點說這太可笑；但另一方面，我又不想驟然把她的奶瓶拿走，在她內心留下創傷。關於斷奶有兩派觀點：一派認為要逼迫孩子斷奶，另一派則認為不要剝奪孩子吸奶的樂趣。再說，在醫院裡，要是護士看到有小孩吸著奶嘴來看診，頭一件事就是拔掉他的奶嘴。現在看來，我覺得這是個很糟糕的做法，孩子才離開家中環境沒多久又要被拔掉奶嘴，實在不妥。這只會讓孩子更是抓著奶嘴不放，所以在我處理孩子的這問題時，我發現我過去的經驗讓我進退兩難。」

分析師　「上醫院的孩子通常超過一歲，對於一歲的孩子，也就是你小女兒現在的年紀，急著要她斷奶更是只會造成傷害而已。不過，說到你本身的狀況，問題則是出現在更早的時候，當你純粹就是無法忍受被催促、也無法忍受母親不能順應你的需求之時。」

病　患　「與其冒險傷害孩子，不如去面對別人的鄙夷。」

分析師　「當你要照顧這麼小的嬰兒時，別人的不屑根本算不了什麼。」

病　患　「結論就是，和小孩起爭執是很糟糕的。等孩子稍大時能了解是為了什麼事而受到爸媽責怪，譬如是為了不吃飯或不讀書而起爭執，傷害性就不那麼大了。我現在明白，若事情在一開頭進行得很順利，後來發生的爭吵有其價值。但我太太對我妹妹那些個調皮搗蛋的孩子的態度是個問題，她很怕那些熟悉的模式會在她孩子身上出現。我現在了解到她是真的很擔心跟孩子發生爭執，以孩子目前的年紀來說，吵架不算反常，這意味著他們還沒向大人讓步。這些事似乎和我的問題隔得很遠，但我想這之間有些關聯。問題在於怎麼回到過去。總之，我的問題在於怎麼找到從沒發生過的爭執。在昨晚的夢裡，那是一場錯失掉的爭吵。」

分析師　「你沒進入為人子和父親起衝突的三角局勢，所以你得不到那三角局勢所帶來的解脫，也就是說，你無法單獨從和母親一人的爭執當中解脫。」

病　患　當他說著：「這就像一走了之，這暗示著你自身的毀滅」之時，終止分析的主題又再度浮現。停頓。「我在這裡不時了解到，太過興奮會有危險，因為興奮總是來去匆匆。憤怒也一樣。如果我突然興奮起來，我會變得激動，並告訴你一些事、做一些事。在這裡興奮並不好。」 166

分析師　「因為會起衝突，所以對你來說風險太大了。」

病　患　「興奮的特色之一是容易被激怒，而憤怒不是個人的事。性事也一樣。有件事我一直感到很困擾，就是和女生發生性關係時你沒有隱私，因為這種事必然關乎兩個人。這實在很討厭。有好幾次和女友在一起時我會驟然感到孤單，好像突然分手一般。我和太太婚後的第一個假期我就把她惹得很生氣。當時我們和大伙兒一起出遊，我不想和她單獨相處。我不想被其他人排除在外，或者說，我不曉得兩人單獨在一起會發生什麼事，這讓我忐忑不安。」

分析師　「兩個因素都有吧。」

病　患　「我也了解我太太對我接受治療很不諒解。我想跟她聊聊這裡的情形，很希望有人和我一起討論分享。我不想彼此勢不兩立。我和母親的問題就是把父親排除在外。」

分析師　「你有一回曾說，你渴望的是父母親把你當嬰兒看待，這樣你們三人可以同在一起。」

病　患　「完美的母親這概念似乎把父親排除在外。『媽媽』這個字總讓我聯想到『悶死』。」

分析師　「你努力去應付母親對你的愛恨交織。」

病　患　「不是這麼說。她消除了我與父親之間的爭鬥，因為父親加入了母親的計謀，精明地避開了爭鬥。」

七月一日，星期五

病　患　「我最先想到的是上禮拜注意到的一件事。因為你說我起頭時總是太用力，所以對於該怎麼起頭我有些疑慮，於是我想到，一開頭就說話幾乎是錯的。我應該要警覺到這一點才是。」

分析師　「你覺得由你來起頭說話很彆扭。」

病　患　「前兩回我一來就急忙開口說話，但剛剛我來這裡的路上一直在思考這整件事，覺得起頭應該是很自然的表現才對。」

分析師　「像你這樣謹慎的人，肯定會避免沉默以及意料之外的情況發生。」

病　患　「我記得昨晚做了個清晰的夢，雖然我忘了夢見什麼。說來奇怪，醒來後的一個鐘頭我還記得，但後來就忘了。那夢有兩個特點，一是它和真實的情況很像，二是夢中還發生爭執，但那很可能很假。」

167

分析師　「這夢是你內在世界和外在世界之間的橋樑，雖然眼下你忘了內容。當你想起這個夢時，感到開心還是不開心？」

病　患　「不像前一次的夢那麼地不開心。」

分析師　「夢裡好像有爭吵。」

病　患　「對，我想是跟我太太的男友吵架。」**停頓**。「剛才我一直在想要從哪裡說起才好。許多念頭不斷冒出來，但又因為彼此不連貫而且無關緊要而消散了。」

分析師　「你想阻止自己說出未成形的想法，並看看它們最後會變成什麼。這些念頭說不定根本不會化為語言，只是腦中的一些聲響而已。」

病　患　「只是一堆凌亂的字眼，沒什麼意義。都是些零零星星的——象徵。」

分析師　「我想到我們之前談過的那段你能表達意念之前的時期，也就是你只會呀呀自語、口齒不清的那段時間。這其中的問題是，你的聽眾是誰，還有你覺得我期待什麼？」

病　患　「我也怕讓你知道一些我沒時間先想過一遍便貿然說出口的事，唯恐你會被我誤導、追著錯誤的想法跑，這讓我感到焦慮。況且還有個更深的恐懼是，我可能會面臨很難受的狀況。」**停頓**。「這些意念多半和工作上的事情有關。那焦慮說實在的並沒有明確的原因。以前遇到這種情況，我會解釋說我不想用醫院的事讓你覺得沉悶，而今我比較是刻意不讓你知道那些事。我不想讓你深入我生活的各個角落。我覺得你可能會變得太過無所不知無所不曉，這很危險，所以必須想個法子和你保持距離才行。」

分析師　「你是在告訴我，你把我拒於門外的正面原因，也就是說，你有權保有你內心世界的完整。我想，這和你與母親的關係有關。」（病患昏昏欲睡。）

病　患　「我今天似乎很睏，我可以找到一些藉口，說禮拜五總是很忙碌之類的，但原因不只是這些。」

分析師　「我不確定你是否聽懂了我說的話。」

病　患　「我想我懂，只是你說話時我在想別的事。」

分析師　「我想我不該吵醒你。」

病　患　「我覺得遭到了指責；我不想被逮到。」

分析師　「你偷偷睡了一覺，你察覺我發現了你這個祕密。」

168

病　患　「我有各種理由不想讓你知道，其中一個理由是，我睡覺等於是侮辱了你；另一個原因是，我不希望你因為讓我睡著而道歉。我很不喜歡老是發覺你輕易地就讓了步、一下子就道歉等等的。這會讓我必須去照顧你才行。」

分析師　「這麼一來，架便吵不成了。」

病　患　「如果我跟我太太賠不是，她會很火大。道歉可能會做得太過火。道歉需要你承認錯誤，漏掉這一樣就不算數了，也需要你更進一步用行動悔過。」停頓。「我想我就是信不過睡覺，這裡不是睡覺的好地方。在這裡睡覺會被注意到，這麼一來我得為了先發制人而把自己叫醒。」

分析師　「如果你睡著了，你就是離開了我，就像幾天前你說我說話太快你跟不上而打住一樣。」

病　患　「沒錯，我跟不上，所以不值得試著去跟。我現在是從分析有沒有進展的角度來想。從這角度來看，睡覺很惱人，我一睡著，這裡的溝通就中斷了。我總覺得，在這裡講話上的困難，多少和在外頭遇到的新難題有關。我今天很忙，診療紀錄和一些事情都被耽擱下來，這是我心煩的一個原因。而且，新鮮的是，外面這些心煩的事頭一次使得這裡的分析變得支離破碎的。」

分析師　「這是你兩面的生活沒那麼截然分明的另一個例子。」

病　患　「通常在這裡談外頭發生的問題會刺激我思考，而今它們只讓我感到困惑和昏昏欲睡，這些外頭發生的事情愈來愈把我稿糊塗了。」停頓。「我剛剛有個想法，和我這些逃離的舉動有關。首先，睡著和沉默一樣，都是一種逃離；其次，新奇的是，我今天發覺我整個人是一團亂，很想逃開這混亂的狀態。我曾經跟你說過從你面前轉身離去，但當時我並沒察覺到自己已經受夠了。如今我感覺到一種應付不了的混亂，我想一走了之，下回再試著去解決它。這讓我想到小孩子作夢。大家說那只是夢，醒過來就好。我的混亂和小孩子作夢性質類似，我很想醒來，也就是說，起身，走開。」

分析師　「那個夢似乎讓你很不舒服。」

病　患　「我有個想法，覺得你因為我沒扮演好自己的角色而對我很不滿，而且我也覺得，我在浪費你的時間，我應該找出自己為何來這裡的原因。」

分析師　「我打擾到你睡覺這件事，對這整個鐘頭晤談的進行造成多大程度的干擾？在我眼裡，我所做的和讓你支離破碎的原初創傷很相像。」

病　患　「危險的是我被鼓勵要早熟。我很小就會讀書識字，這讓我想到，這種優勢有多麼可議。」 169

分析師　「很早便會識字讀書讓你失去了聽床邊故事的機會。」

病　患　「我想到，這兩年來，我太太讓我很火的一件事是，她不願在睡前和我聊聊。」

分析師 「也許她有跟你聊，但她說話時你睡著了。」

病　患 「但她大剌剌地挑明說『我不會再跟你講話了』，實在讓我很火大。彼此的溝通就這樣劃下句點。這還透露出，我入睡前很需要她陪著我。這念頭其實朦朦朧朧的，但我發覺讓我火大的是，她不願意跟我道晚安。我很希望我們兩人在其中一方睡著之前都能持續交談。」

分析師 「那麼，我說話時你睡著這情況便包含了正面的元素，缺乏這正面元素會讓你吸吮起拇指來。」停頓。（這時，他把手覆在嘴部和臉上。）

病　患 「而且如果我讓你因為叫醒我而感到焦慮不堪，我可能會讓你變得不敢輕舉妄動。我睡著會帶來一個不確定的危險，就是你可能沒有任何舉動，而我永遠醒不來，這一切都讓我對你太容易表示歉意、不居於主導的地位感到焦慮。」

分析師 「我所做的包含了兩件事。一件是，當我夠好時，我取代了你母親，而其他人都相形失色；當我很糟時，我喚醒了你那些不堪的過往，而讓舊事重演。」

病　患 「我的焦慮部分來自於，假使我和你易地而處，我是沒辦法處理這些棘手的事的，坐地鐵來這裡的路上我就在想這些。近來你把焦點拉到你的作為的效果上；如果換成是我來做你所做的這些事的話，我只會紕漏百出。看來，你有過人的本事。」

分析師 「我當然也會犯錯，不過只要人願意承認錯誤，有時候這些錯誤是很可貴的。」

七月五日，星期二

（我這天遲到，而這一回的治療時間上原本就已經往後挪了。晤談的內容看不出有受到影響。由於隔壁在舉辦雞尾酒會，所以不時傳來不尋常的噪音。）

病　患　「喔！今天來這裡的路上我都沒在想要怎麼起頭才好，因為除了目標這個模糊的問題之外，眼前沒有什麼迫切的問題要解決。」

分析師　「『目標這個模糊的問題』這幾個字，在我聽來是你的病的根源所在。」

病　患　「我不曉得我的目標何在。」 170

分析師　「這問題顯現在很多方面，其中一面是，你沒辦法直接來找我，這第二回合的分析多少要說是我去把你找來的。而且，你也說過，進行第一回合的分析時你毫無目標。一開始的時候你和嬰兒很像，你沒有目標，這問題始終一直跟著你。」

病　患　「我不確定你所說的『一開始的時候』指的是什麼。」

分析師　「簡單扼要地說，當寶寶嚐到奶水，他曉得他的目標便是要獲得奶水。要是奶水沒出現，他並不曉得怎麼找到這個目標。這概念在照顧嬰兒這整件事上處處可見。在我看來，『目標這個模糊的問題』這幾個字說明了這整件事的本質，而且除非我給出某些東西，否則你根本束手無策。」

病　患　「這似乎一語道破我毫無目標的人生大半的問題之所在。

比方說，我該做什麼樣的工作、還有我整個前途的問題。到目前為止，一切都是靠機運。」

分析師　「這大概是你母親在照顧你這件事上唯一的敗筆，就是沒滿足你最原初的衝動，也沒給你目標方位的指引。這麼一來，人類發展固有的難題在你身上放大了。看來，你的母親在一開始只能用和嬰兒感同身受的方式來了解寶寶的需求時，她並不夠敏銳。」

病　患　「我不明白這其中的道理。」

分析師　「你記得吧，當你用手掩住臉時我說：『如果我是個夠敏銳的母親，我會知道你的臉想被撫摸。』」

病　患　「所以如今的問題是，我應該把這個錯誤改正，還是，去辨識出我的發展過程裡錯失了什麼？」

分析師　「你面對兩種可能性，你要不覺得我夠好，要不就覺得我讓你失望，倘若是後者，這表示你心裡有氣，雖然你還沒察覺到這氣憤。」

病　患　「我得去下判斷，看可不可能把遺漏的東西補上。」

分析師　「由此可見，精神分析沒讓你記起某件被遺忘的好事，而是讓你察覺到某個挫敗或錯失了什麼。」

病　患　「看來，我得去學習怎麼找到目標，對照起我目前漫無目標的生活，我想我應該要有個目標才是。」

分析師　「你說的是你感到絕望，以及對什麼感到絕望，這關乎目標這回事。」

171　病　患　「改變的時候到了。或許我應該下個清醒的決定。」

分析師　「我不這麼想。」

病　患　「那麼，也許我必須從你身上找到什麼。」

分析師　「在這當下，你對我很依賴，而且你表明此刻你覺得我讓你失望。你一直要解決每次治療一開始起頭說話的問題，不過，這問題是這一回合的分析進行到一半才出現的。」

病　患　「我想說的是，起頭並不總是困難。過去這幾個禮拜，起頭的困難減少了，甚至可以說不見了。」

分析師　「你記不記得你說過，有兩回你覺得自己一開口就滔滔不絕。這些改變在我們整個鐘頭的分析裡時時可見，而且我們可以預料得到，目標這個問題會消失。我們每個時段的成效，端看我們之間互動的細膩程度如何而定。」

病　患　「我承認我們需要這種細膩。這反映出一個新的難題，或者說新的重點。我問特定的問題或說出具體的事件其實沒什麼意義。我剛剛在候診時想到一個例子，我也許會提出某個特定話題來談，但有什麼意義呢？這話題和我沒什麼關係，它可能會掩蓋了說話的困難，是很糟糕的起頭方式。」

分析師　「特定的問題本身就有所侷限。」

病　患　「我想問你對某個有趣的話題有什麼看法，但這樣問似乎不會讓我有任何進展。」

分析師　「那問題可能包含重要的訊息，但我還是懂你的意思，如果我單純地回答問題，我會顯得很沒用。」

病　患　「但我認為，與其說我想知道你的答案，不如說我想知道你本身對這問題很感興趣。如此一來，那問題會讓你開口說話，就像與人初見面時會詢問對方做哪一行等等的，這是彼此寒喧的第一步，之後便不會再用到。我想問的問題，是刊在這禮拜的《英國醫學期刊》上的一封投書，文中提及以催眠來治療皮膚病變。某個特定的毛病可以一步一步地被根治，聽起來很新奇。我很早以前看過佛洛伊德所寫關於催眠的文章，文中他提到採用及放棄催眠法來進行治療的原委，不過在我看來，他始終沒把理由說清楚。催眠這概念意味著我想從你這裡得到一些東西，它是一條捷徑，或者說，你要採取主動。這麼一來，這問題自有其重要性。」

分析師　「如果我變得強勢，這麼一來便抹消了你找到個人目標這個問題。這似乎再度反映出你對我們能夠在平等的基礎上有細膩互動這回事，感到極度絕望。」

172

病　患　「說到催眠，我總覺得它和我八竿子打不著。我想像不出來怎麼會有人願意接受催眠。我會從一開始就高度持疑，根本不可能進入催眠狀態。」

分析師　「很有意思的是，有時你一睏起來，看起來就是一副很想被催眠的樣子，而且還很想希望我強勢一點，但這也促使你把自己表露出來，也就是說，你的睏意裡包含著莫大的敵意。不過，整體說來，這是你持續表達出對我們之間微妙的交流感到絕望。」

病　患　「我一定是察覺到了這種微妙的交流，因為我發覺自己不知不覺中一直在尋找那樣的經驗。我會說我和女人之間相處上的困難就在這方面，我只想得到兩種建立關係的方式，一種是全由我這一方付出，而另一種是全由女方付出，當然這種情形從沒發生過，有的話我也不樂見。所以我一定察覺到有所謂的『微妙的交流』這種令人滿意的折衷方式存在。」

分析師　「我們現在所說的微妙的交流始終存在於分析裡頭。它不是將來某天會出現，而是目前時時刻刻正發生的。」

病　患　「就某方面來說是沒錯，但它太常破裂，或者發展不出來。我們在破裂和重頭開始之間循環。」

分析師　「關係破裂的時候，我的作為正好和你最原初所遭受的不良待遇如出一轍，而你就像最初時一樣遭了殃。」

病　患　「我現在想到，我來這裡常常因為不知道怎麼開口說話而絕望不已，也對怎麼解決這問題感到茫然。然而分析進行了一大半下來，我赫然發覺自己一直在做原以為不可能做到的事——可以一直說話並有進展。這就好比我突然間醒來，發覺自己正在做著我以為根本不可能的事。」

分析師　「我們倆皆置身在這微妙的交流裡。我想，這微妙的交流對你來說是愉快的，因為你對這件事強烈地感到絕望。」

病　患　「我想大膽說它令人興奮。」

分析師　「『愛』這個字代表很多不同的意義，但它一定包含微妙的交流在內，而且我們可以說，你從這交流裡體驗到愛以及愛人是怎麼一回事。」

停頓。

病　患　「我今天又注意到有件事不一樣，有沒有可能是因為噪音比平常多的緣故？」

分析師　「今天的噪音特別多，因為隔壁正舉行雞尾酒派對，也因為我們原本已經習慣的那群孩子們今天玩得特別興奮，吵鬧聲比平常還大。我注意到一開始的時候你對這些吵鬧聲並沒表示什麼意見。」 173

病　患　「我注意到了，但覺得不值一提。」

分析師　「你一開始的毫無表示在現在看來反倒代表了這個鐘頭的分析有其正面的意義，因為如果你提了，那就表示你從目標這模糊的問題上逃開了，而且藉由對外界事件的反應來起頭。」

病　患　「我和我太太之間的部分困境就是如此。當我試著跟她說話時，我就是使出這一招。我會說一些具體的事，我知道她沒興趣聽，然後那談話總不了了之。她一定感覺到我藉由拋出一些話題來打破沉默，但她一概相應不理。她拒絕回應。有時候我很想對她破口大罵，指責她漠視我想找人聊聊的需要。其實我罵過她。」

分析師　「我無法判斷假使你很正常你太太會怎麼反應，但這裡我們看到她拒絕當你的治療師。」

病　患　「我無法判斷如果我把這些事視為理所當然她會怎麼反應。」**停頓**。「我所面臨的難題是，她期待我更果斷一點。我覺得根本沒必要，那必須來得很自然，但她就是不了解這一點。我一直在臆想一種情況，就是如果我突然回家，發現她男友在家裡時會怎樣。在以前的話，我會掉頭就走。我在想，我是不是應該更強悍一點，對他下逐客令？但我不曉得是否有必要變得更果斷一點。我實在不曉得什麼情況是自己樂見的。我把這情況想像成一種考驗，但要考驗什麼？我想要的答案是什麼？我想要她後悔嗎？我想讓那男人吃不了兜著走嗎？我真想把她激得與我勢不兩立？我不喜歡情況果真如此發展，而我卻招架不住的想法。」

分析師　「你和你太太的關係裡缺乏的是微妙的交流，而我們都曉得，之所以如此，部分原因是因為你沒辦法把這種交流視為理所當然。就某方面來說，我們對這問題已經有了答案，因為我們可以很合理地說，佛洛伊德之所以放棄催眠並發展出精神分析，是因為他看出分析師和病患之間微妙的交流的價值，他了解到，在催眠裡頭這種交流完全被消除了。」

七月六日，星期三

174

病　患　「我剛剛一直在想要說什麼好；我想到，可以說昨晚做了個夢的事。但此刻我只想起一丁點的內容而已。我夢見要去醫院考試（我不確定要考哪一科），主考官是我念醫學院時的『X』教授，實務演練的部分是以我照顧的病人為主，所以這個考試比較像是聊天——不視察病人的狀況只進行討論。視察那些病人是很可笑的，因為我對他們的病況可說是瞭若指掌。話說回來，下禮拜我要參加面試接受類似的測驗，應徵一份我以代理醫師的身分早已一直在做的工作，並回答醫院運作方面的問題。事實是這些面試無關乎醫學，而是個古怪的傳統，來面試的人不會被問到和臨床醫學相關的問題。

分析師　「我從這個夢裡注意到『聊天』這個字眼。你應該記得這字眼近來如何在我們的談話中頻頻出現，它似乎透露出你與那教授的接觸包含某種遊戲的意味。」

病　患　「他是個和藹可親的人，出了名地友善。我剛好想到，最近有次臨時回母校醫院時見過他。事實上，我因為他沒有認出我來而感到很失望，雖然我只是他教過的學生之一，沒理由期待他會認出我來。但其他的一些職員很可能認得我。也許他很勢利眼。對我來說，他代表了父者的形象。」

分析師　「他是你希望能建立起輕鬆自在的關係的人。」

病　患　「沒錯，但他很忙，我當時不想為難他。」

分析師　「他和藹可親的形象會讓人很想接近他。」

病　患　「沒錯，在那裡的其他人確實很樂意認出學生來。」

分析師　「假使考試是以你看診的病人為對象，你會表現得很好，不是嗎？」

病　患　「X教授很挑剔，把標準設得很高，你可唬不了他。再說，儘管他為人和藹可親，他要求手下的住院醫師有超水準的工作表現，所以那些醫生根本沒時間休假。我剛開始工作的那段期間，很需要週末假期，在X教授手下工作的人前景一片灰暗，甭想休假。我很擔心這一點。怪的是，他要求手下的住院醫師表現出高水準的醫術，卻不容自己的病人以同樣的標準要求他。很怪的傳統，要求太多，卻又因手下職缺太熱門而佔盡便宜。大家對於他的好脾氣多有怨言。由於他要求下屬馬不停蹄地工作，我簡直想怪他讓我不想在他手下做事。」

175

分析師　「所以你真的很想在母校的醫院裡工作。」

病　患　「是啊，在那裡工作可以得到很多的好處，說穿了就是名聲這回事，但說到實質的閱歷就沒那麼好了——病人少很多，責任也沒那麼重——但你不能忽略名聲這因素。而且我昨晚看的一部電影叫『女人的世界』，談的就是這回事。劇情是一家大規模的汽車公司總裁邀請旗下三位超級業務員和他們的太太來家裡作客。他要根據這三對夫婦在假期裡的行為表現，來決定誰能擔當大任。」

分析師　「這種事真可怕！」

病　患　「我目前的情況就是這樣：一次面試機會，要和另外三個人競爭。」

分析師　「所以『爭鬥』的場景出現了。」

病　患　「我還沒往那一方面去想。在我目前服務的醫院工作時，我從沒為了什麼事與人爭鬥過，我一直希望和大家打成一片。爭鬥是很讓人不舒服的。我似乎也沒有那種讓自己出人頭地的本事。」

分析師　「爭鬥以及失敗的競爭者出局的意念確實透過那部電影在目前浮現了。」

病　患　「是啊，影片中的一個角色說：『很遺憾，我們被迫要彼此憎恨。』」

分析師　「所以說你被迫去憎恨其他三名應徵的人。」

病　患　「我不覺得我恨他們，但我看到背景裡頭有憎恨存在。我從來無法辨認出這種憎恨，我一直感受不到忌妒，但有些時候我知道內心應該有這種情緒存在。所以我把恨意轉向那讓人不得不彼此競爭的體制。我記得自己應徵第一份工作時，就是要跟另外三個人競爭，我很高興最後是我應徵上。當時我並沒把他們看成是有血有肉的人，只當他們是三名對手，我的理智得到了滿足。」

分析師　「你沒辦法因為勝過別人而自鳴得意。」

病　患　「我只模模糊糊意識到那是一種原始的競爭。任自己在失敗者面前得意洋洋顯得太幼稚了。小時候在家受寵時我會得意洋洋的，但那樣子很不得體，就大人來說那種行徑很不合宜。」

分析師　「你小時候常常那樣嗎？」

病　患　「我最先想到的是，我和姊妹們小時候常比賽誰先摸到父親的耳朵，我偶爾會贏過她們，在她們面前得意洋洋。」

分析師　「你認為這是否和她們是女生而你是男生有關係？」

176 病　患　「大有關係。我覺得那種比賽很沒意思，因為女生和男生不一樣，所以不是在公平的基礎上比賽。如果我是跟兄弟比，那才是真正的勝利。」

分析師　「但你暗示著一種天生的勝利，只因為你是男性所以具有優勢。」

病　患　「是吧，我想。」（口氣存疑。）停頓。（若有所思。）「我的思緒卡住了，我想我們離題太遠了。」

分析師　「這可能是我的錯。」

病　患　「我迴避了太多的競爭。部分的競爭看來是再真實不過的；我大體上並不關心競爭這回事。」

分析師　「看來，這裡有件事是很真實的，只是它並非目前的重點。」

病　患　「我一點也不確定身為男性除了突顯出寂寞之外和這一切有多大的關聯，而且，沒辦法面對競爭是我來這裡想解決的事情之一。」

停頓。

分析師　此時我開始進行詮釋——

病　患　「抱歉，我搞不清楚我們談到哪裡了？你的意思是說，我來這裡會排擠別人來這裡的機會？這無法讓我信服，因為我認為那是你的想法，或者說，果真有這種事，我也不願承認。也許還有更多的因素，因為我太太對我來這裡的批評以及我對精神分析的批評，都是只有極少數的人才能得到這種治療。就因為只有幸運兒才有機會得到這種治療，其合理性是站不住腳的。我從沒真正地回答自己這個問題，而且還索性視而不見。我需要治療，就是這麼簡單。有時候這念頭還真令人不舒服。」停頓。「我剛才腦子裡想的，也許是自己一方面想得到幫助、一方面又因而感到羞愧的這種心情延伸而來的。我想到醫院裡的病患們對精神科的社工人員很不滿，這些社工人員似乎沒達成兩個重要的職責：他們既沒有和家屬聯絡，而當家屬前來詢問時，他們也沒有讓家屬了解狀況；病患出院後，他們很少幫忙病患就業、復健等事務。但我沒有這方面的不滿。我的想法是，如果你想要工作，就自己出去找。想到別人沒做到他們份內的工作倒是讓我很火大。」

分析師　「這又跟爭鬥有關係。」

病　患　「社工和醫院裡的義工做的工作一樣，是家庭親職照護的一環，但我在想，他們是不是太疏於照顧病患了，這是社會福利被人詬病的地方之一。我也很氣自己還期待著一些醫療組織能接手照料病患、讓病患得到社會救助和醫療照護。同樣的道理，從醫學院畢業之際，新科的合

177 格醫師貪圖國家代為安排工作以便一勞永逸，這意味他們軟弱、不成熟，但我對自己的這個想法還不是很確定。」

分析師 「這一切在在顯示出你沒辦法耀武揚威，沒辦法接受你自身的攻擊性。」

病　患 「對於來看診的病患，我發現自己的態度時常在無微不至地照拂和徹底地不聞不問之間搖擺。一方面我心裡有個感覺催促我說，提供社會救助是溫暖的舉動，可以撫慰人心，但另一方面我充滿質疑，認為這樣是縱容他人。我的弱點是我沒有自己的看法。我的優柔寡斷大半是因為不想對自己負責、也不想對自己做的決定負責的緣故，因為這些都是聽從別人的意思所下的決定。我會宣稱說做什麼決定我都無所謂，藉此掩蓋自己無能做決定的困難。」停頓。「我現在覺得自己向來總是渾渾噩噩、太過散漫，從沒積極往某個目標前進。我感到很不解的一件事是，我沒能讓你印象深刻，也許我一直把是否讓你印象深刻這個指標隱藏起來。」

分析師 「這裡似乎有兩種可能，若不是我對夢的主題有所疏漏，而且還抓錯重點，就是我是對的，而你強烈地抗拒我明白指出的核心主題，也就是你對敵手的恨意。我有個想法，你覺得我應該對你下禮拜的面試給予一些支持，就像你第一次面試時我支持你一樣。我是從你夢見X教授的夢理解到這一點的。」

病　患 「我突然想到，他可能是評鑑者之一，或是地位和他相當的人來評鑑，但這個可能性微乎其微。而且我發覺，我的抱怨可笑荒謬，因為我仗勢著我正做著這份工作，所以他們對我有道義上的責任。我汲汲營營打好關係，我感到愧疚，覺得自己不應該仰賴他們對我的偏愛。」

分析師　「因為這又把爭鬥以及打倒對手這件事給消除了，而爭鬥和打倒對手是你努力想去做的。」

病　患　「光明正大的打鬥我吃不消，所以我用不公平的手段，但還是不能讓我滿意。」

分析師　「實在很難知道怎樣會讓你滿意：

一、打鬥；

二、你在工作上做得比別人好；

三、汲汲營營打好關係，以及

四、你比別人都來得優秀。

如果你大體上說來真的比所有的應徵者都優秀，你的感覺如何？」

病　患　「我不曉得。那樣的話就沒有競爭可言了。」

分析師　「顯然能令人滿意的選項會擺第一，但你連起身奮戰把敵手殺死的夢也不敢做。」 178

七月八日，星期五

病　患　「我想到的頭一件事是，我前天晚上又做了個考試的夢，也是由X教授主考，但考試的內容比較跟個案有關。昨晚我又夢到要考試，但不是X教授主考，顯然，在我的潛意識裡，這些測驗或口試的科目一定比我願意承認的要來得重要。我一連三天都做同性質的夢。怪的是，我注意到，剛醒來以及醒來後的一個鐘頭左右都還能說出夢的大概內容，之後就完全忘了，直到抵達這裡才又想起自己做過夢，但此時夢的內容已經想不太起來了。一直重複做同樣的夢很怪。我全然醒來但依舊有濃濃睡意時，夢還歷歷如繪，一旦我警覺到自己做夢，夢便消逝了。」

分析師　「下禮拜的面試這個外在事實始終如影隨形。」

病　患　「我們上次花了很多時間討論這個話題，至於我們是怎麼談的，我的記憶卻是朦朦朧朧的。」

分析師　「也許你還記得那討論最關鍵的部分，是你和那些敗下陣來的人之間的關係。」

病　患　「喔，對，我想起來了。我今天注意到，我在看門診時偶爾會閃過一個念頭，當這念頭一出現，我發現自己傾向於把病人視為一個單位——有待解決的工作項目，而比較不把他們視為有血有肉的人來看待。我發現自己暗自希望他們根本沒問題，省得我花力氣去應付他們，我得不時把自己的心思拉回來，提醒自己這些人是來看醫生的，我不能盼著他們全都沒病，並一再地讓自己打起精神來。」

分析師　「被比擬成單位的人，就好比是互為對手、在上兩回的夢裡沒出現的人。」

病　患　「當然，從反面來說，我門診時只見來過兩次或更多次的複診病人，所以我要檢視診療結果如何，看看是不是需要進一步的治療，還是告知他們不必再來複診了，或是需要定期追蹤，所以我對這工作感覺不會太糟，但我必須睜大眼睛，把真正有病的病人篩檢出來。我的良知出現了，這滿怪的。我上級的主治醫師似乎分兩派，一派主張盡快把病人轉到所屬社區的家醫科診所就診為目標，另一派則從不把病人轉走，這麼一來，門診部門便擠滿了老病患。就第一個情形來說，我必須設限，第二種情形則相反。我發現我偏好把病人打發走，這多少是因為我不喜歡病患大排長龍，我給自己的一個合理化的說法是，我替病人省去不必要的一趟路。但我發現自己也會從病人的立場去反思：『我想要什麼？』之類的問題。所以這情況和來這裡接受分析很像。我現在才真正發覺到，我就是你的門診病人，我的目的是不必離開。這反映出我想要確定你是不是老想著把我打發走。」

179

分析師　「你設身處地為病人想等等的這些，是微妙的交流的一個例子。」

病　患　「那就是我努力去做的事，兩種極端都可以找到合理的理由，但我試著去找出一個平衡點。我可以讓全天下所有人都來找我看診，但要秉持一個原則，由病人的感覺來衡量怎樣是合理的。」

分析師　「你描述了我和你之間的情況。」

病　患　「沒錯，對待某些病人時，你得當心一點，因為他們只想快快閃人，但你還是看得出來他們的狀況並不好。所以說，在這裡不是只有我的感受才算數，我必須仰賴你去了解自己尚不了解的東西。」

分析師　「你的原則是，你來這裡是為了可以不用再來這裡。」停頓。「我還看不出這件事和那些夢之間有何關聯。」

病　患　「我有一個看法，就是待人的態度是否符合所從事的工作的要求，從這一點上來說，良知便被牽扯進來了。」

分析師　「你說那份工作的面試不考慮醫學方面的素養。我在想，你是不是也覺得他們遺漏了評估你的醫德如何。」

病　患　「他們沒辦法做這種評估，要評量醫生的醫德，只能透過兩種管道──上級主治醫師的意見，以及病人的意見。我覺得自己有點兒像個冒牌貨，我不如別人所想的那樣能幹，連他們所說的一半都達不到。醫學這個領域大半是唬人的，我得捫心自問，我會不會唬人唬得太過頭？」

分析師　「這確實是對我的醫德的一種檢驗，身為我的病患你有機會看清楚，我是不是在唬人。」

病　患　「病人看得出來我唬人唬得高不高明。他可能會注意到我的不解與茫然。這種情形一定會發生，因為我很不會演戲，不會偽裝自己。如果有事情是我聽不懂的，我會滿頭大汗、坐立不安、慌張失措全形諸於色。就像我一直很納悶，你遇上令你不解的事時你會怎麼去處裡？」

分析師　「病人喜歡茫然不解時形諸於色的演員，還是茫然不解時形諸於色的醫生？」

病　患　「這個嘛，演員很受歡迎，但演技太差會讓病人退避三舍。」

分析師　「這就像你不喜歡我道歉一樣。」

180 病　患　「沒有十足的把握我不會隨便跟人道歉。再說，和其他人譬如醫生和社服人員等周旋時，我自覺自己就是一副很茫然的樣子。問題是，他們注意到了嗎？我可以確定，他們不如我以為的那樣注意到我的茫然，我只希望他們把我那樣子當成是我的個人風格。」

分析師　「我想提醒你有一回由於我說話說得太快讓你跟不上（參閱第271頁）的那一次。我猜想，你自覺看起來很茫然，和在這裡出現的這種接不上話、退縮或昏昏欲睡的狀態很相像。」

病　患　「或者說，上班時我假裝很懂的樣子，但在這裡，個人的風格也好，耍噱頭也罷，一定會被識破。我發現這很讓我滿足，甚至覺得很有用。不過當我在別處時，我忘了別人不像你觀察力那樣敏銳，或者忘了他們並不認識我，所以根本不會注意到。這就好比我會想像別人代替你來觀察我一樣。我在外頭表現出來的敏感，多少和我在這裡一直是話題焦點有關。」

分析師　「沒錯，你在這裡是話題焦點，但在別的地方，大家有他們自己的想法，也有自己的話題。」

病　患　「這讓我又回想到那份工作和測驗。我想我很怕這次面談，對我來說，它的意義比那工作還重大，是對我的一種評價，估量我大致上是不是表現得還不錯？我也在乎來應徵的其他人，因為如果我得到這份工作，其他人就出局，所以這是對我的評價，而非考量別人是否比我更有資格。這是很主觀的想法。由於我代理這個工作一段時間了，所以大家都知道我這個人，如果他們不聘我，這就像是拒絕我一樣，所以我很可能可以保住這份差事。大致上說來，我不喜歡在同一個單位裡應徵工作，就是想避開這個問題。如果雇主道義上必須善待雇員的話，這對他們很不公平，可我就是看準這一點。倘若我表現得不夠好，我應徵這份工作就是佔這種惡劣的便宜；我已經為自己的選擇擔起了某些責任。」

分析師　「這裡有三個主題：一個是你自己，另一個是這份工作，第三個是其他的應徵者。你沒提到的是，你和那些被你打敗的人可以當朋友，而之前提過的那部電影呈現出這一點。」

病　患　「我真的覺得我不想繼續下去了，至少今天不想再說了。我很想明天再來談，我覺得很不舒服；我受夠了，我很想一走了之。」

分析師　「擺在你眼前讓你覺得很棘手的是，你可能會贏得勝利。你沒辦法接受的，就是你在這場面試裡脫穎而出，也就是說，將有一場打鬥發生，你將擊斃對手。」

181 病　患　「是吧。」（睡著。）「你說到勝利時，我突然想到，當事情變得太棘手，或者我要負的責任太龐大時，我的焦慮部分來自於事情突然進展得太快，結果我赫然發現只剩下自己孤零零的沒人可以依靠，四周一片空寂。逃走意味著撤退；我想退回媽媽的懷抱裡，就像你前些時候描述過的，有個走向母親的孩子因發現自己孤零零而嚇壞了。行走意味著分離。我可以接受勝利，如果有人能和我一起分享的話，即便我必須去想像有個人與我分享也好，但那很危險。想像可能落空，獨留我一人抱著寶寶。」

分析師　「某個程度上來說，這和你是獨子有關。你記不記得我以前提過這一點？」

病　患　「不記得了。」

分析師　「你沒有兄弟這個事實可能是個重要的因素。你說過，爭奪父親的愛時，對手是姊妹讓獲勝的滿足感大為降低。」

病　患　「我覺得，沒人可炫燿的話，那勝利是空的。」

分析師　「這裡的困難是現實和幻想之間的差距。參加比賽時，如果你贏了，你可以和其他的競爭者分享勝利，但如果那是夢中情節，而你的目標是把對方殺掉——（病患睡得很沉。）——那麼你便無法和對手分享勝利。」

（有個嚴重的問題冒了出來，就是我是否在技術上犯了錯，把話題移轉到競爭上；換言之，我話說得太快。）

病　患　「剛剛最後那幾分鐘，我很難跟得上。說不定我睡著了。我對自己這樣浪費時間覺得很煩，這絕對說不過去。」

（又睡著了。）

分析師　「下禮拜有個面試。事實似乎是，這面試所代表的狀態遠遠超過你目前在分析裡的狀態。你不是那麼地擔心面試，但它之於你的意義，就你和我的關係來看，代表著你還沒達到的狀態，所以你停了下來；你無法夢見自己把對手殺掉。情勢就像前幾天我逕自說話把你遠遠拋在後頭那樣。」

病　患　「如果我是按一般的方式在公平的基礎上去應徵一份工作，情況可能輕鬆一點。」

分析師　「也許吧，但我不確定以你此刻在分析情境裡的狀況，你有沒有辦法輕鬆地應付這種事。」

病　患　「那是假設性的問題，可能會輕鬆點。我沒那麼擔心那面試或那份工作。我一方面覺得很不確定，另一方面又覺得不應該感到不確定。」

182 分析師 「我想，你還沒準備好去參加公開的競爭。」

病　患 「如果那是別家醫院的職缺，我就有辦法淡然處之。問題是這是『自家內』的職缺。」

分析師 「沒錯，正是如此。」

七月十三日，星期三

七月十二日星期二這天，病患在他的晤談時段裡打電話來說，悶熱的天氣加上他非常疲累的緣故，他當天要取消晤談。

病　患 「我昨晚簡直累壞了。對了，我沒得到那份工作。沒應徵上再加上天氣太熱的緣故，讓我不想來這裡。地區醫院在選擇自家的住院醫師這事上很少會主動透露什麼的。至於那場面試，我很不尋常地表現得相當激動，比我前幾次的面試都要激動。沒來由地那麼激動，實在很怪。我覺得自己和前幾回參加面試時比較起來，簡直像變了個人似的。整整半個鐘頭，我像是失了魂似的，然後我感到鬆了一口氣。得到那份工作不會讓我感到滿足。我當時有個感覺，覺得自己佔這種便宜很不公平。而今起碼我可以從靠自己的能力贏得另一份工作來讓自己滿意，也許這多少是自己安慰自己。這份工作的好處是，我可以和同一群人為伍，我看似頗得人心。但我畢竟不如原先所料的那樣讓人印象深刻。」

分析師　「上禮拜面試之前你一直談的就是這些。」

病　患　「今天下午，我比以往更想中斷治療一段時間。中不中斷都有一些無法預料的障礙。中斷的好處是我可選擇的工作範圍更廣。我現在覺得，來接受分析得視工作狀況而定，而不是反過來工作得遷就分析的情形。中斷的壞處在於分析的歷程會變得不完整，所以我應該讓它告一段落後再暫停。我想這樣試試看，但我很難下判斷。」

分析師　「你在前幾次的分析裡提過幾件事。你發現我比你更能做出一些判斷。比方說，我能向你點出，在你描述那場面試時，你沒說出口的是你被殺掉了。」

病　患　「我注意到有件事很怪。有位競爭者在面試前的那個早上來找我，我很納悶他所為何來。他問我，我認為他會不會應徵上等等的。問我這種問題實在很傻。我很想說，你應徵不上，藉此打擊他的士氣，縮短我的戰線。我對他起了敵意，我想這是我頭一次對這種情勢起敵意，並且不想跟他交談，而他也無意再跟我說話。」

分析師　「你似乎有了面對這種情境自然會有的情緒。」

183

病　患　「有同事事先提醒過我，他們對我的偏愛沒有多大的分量。我面試出來之後，對另外幾個人變得比較友善。當人選一出爐，落敗的三人之間的氣氛丕變，我們再也沒什麼好吵的了。」

分析師　「所以，當競爭一來，你會比競爭之前通常能做到的更進入狀況。」

病　患　「就一般而言也是如此，當競爭的狀況一出現，我比以往更想要與對方一較高下。我也對我太太的男友生起更大敵意，倒不是說我最近和他見過面。我太太極力避免我和他直接發生衝突。如果我現在和他碰面，敵意會更強烈。我當然不會求他發慈悲；大體上我會更堅定地把法律攤在他面前。我在工作上顯得更有威嚴，這多少是因為經驗多了的緣故。今天我帶一位資淺的醫生一同巡視病房時，我就做了個明確的診斷，而他卻顯得猶豫。我表現得很果斷，絲毫不客氣。幾個月之前，自己能變得很權威這個念頭，我還只當是空想而已。如今這態度感覺上更合理，而且也比較不像是裝腔作勢，感覺更自然。這個案例的狀況相當明確，我不禁在想，他為何沒注意到我注意到的事。」

分析師　「所以經驗始終沒讓你變得機伶，它只是讓真相更明顯。」

病　患　「我很納悶，我以前怎麼會做不到。」**停頓**。「我剛才注意到，你對我是否繼續接受分析沒給任何意見。也許我不想要覺得我來這裡只是因為我想來，即便這個理由很充分。如果我不必負起做這種決定的責任會輕鬆很多。不想來這裡的一個理由是，這樣我就是大聲說『不』了，不過我還是想聽聽你的意見：繼續來這裡對我而言有多重要？」

分析師　「我當然會說，我希望你能繼續來。不過重點是，我對分析有所進展感到很高興，也就是說你能以工作為重，把治療擺其次。」

病　患　「你認可了我認為不來是可行的？」

分析師　「我的確認為這樣是可行的。」

病　患　「我生病住院的時候，當我說想回去上班時，他們說：『你可以，但你不需要。』這句話的意思是回去上班是一場賭局。既然我在這裡有所進展，還是有一場賭局在等著我嗎？」

分析師　「我認為你要終止分析不成問題，不過你還可以從分析裡頭就敵對這主題挖掘出更多東西來，而你目前才剛開始接受這主題的完整涵義而已。所以我想再說一次，如果你九月份能夠回來繼續接受分析是比較好的。」

184

病　患　「今天傍晚來這裡的路上，我想到他們提供給我的在X醫院的一個重要職務，我發現自己對那差事不是很熱衷，因為那地方更遠。說來好笑，我沒想到從那裡到這裡來的問題，只想到那裡離家實在太遠了。」

分析師　「由於近來的分析帶來的一些轉變，你無疑能夠從自己身上發現到很多事。」

病　患　「在過去第一回合的分析時你曾說，以當時兵荒馬亂的情況下，那次的治療成果是相當不錯的。你現在也會說同樣的話嗎？說成果不錯但不完整？我以後還是很可能會再度崩潰？」

分析師　「不，我目前不會那樣說。」

病　患　「成效是相當好的了，但假使我終究免不了會再次崩潰的話，這成效還是不夠好。直到下次崩潰之前，我能撐多久呢？上次的崩潰說不定是我結束第一回合的分析那時候就開始的吧，因為我從沒覺得自己正常過。我現在關心的是，我真的不曉得生活該怎麼過才好。」

分析師　「我明白跟你說，我真的希望你九月份時能再來見我。假使你沒來，我會了解你從這中斷的期間得到了幫助。」

病　患　「我不斷把我目前對精神分析的看法和十年前的看法做比較。以前我強烈地認為精神分析是很不科學的，也覺得分析這回事太武斷，根本是旁門左道，如果有人不同意分析師的看法，那麼他就會被視為異端分子，所以精神分析是很糟糕的事。我一直持有這種想法，直到我崩潰。如今我會有「不曉得以前那些想法是打哪兒來」的感觸。這很可能要怪我媽，我是最近才有這個想法的。她是佛洛伊德及其分析的死忠信徒，但我發現，大多數的分析師並不和她持同樣的看法。我發現，分析師整體而言不會說佛洛伊德全是對的，而其餘的一切皆錯。他們在實務工作中思考。我太太會拿我對精神分析有強烈敵意的那時期所說的話來賭我的嘴，所以我來這裡在她眼裡是一種倒戈，有違自己的原則。而且，十年前有本書讓我很困惑，是佛洛伊德涉足人類學的一本著述，我想不起來——」

分析師　「《圖騰與禁忌》？」

病　患　「對。他提出一套理論，透過當前的社會來重現古代社會。當然啦，我很久沒讀那本書了，我在想我現在是不是會認為他的見解依然站得住腳。」

分析師　「你認為《圖騰與禁忌》的論點是站不住腳的讓我覺得很有意思。那本書的主軸不就是兄弟聯手弒父嗎？兄弟之間的敵意就是為了要共同推翻父親而被壓抑下來的。」

185

病　患（大笑。）「我從沒想過我當時的憤恨不滿在情緒上是如此地偏頗。當時我不滿佛洛伊德說，伊底帕斯情結在原始的社會裡，也就是母系社會裡頭，是很重要的概念。以當時的男孩子不曉得自己的父親是誰來看，這論點的可信度極低，當時就連女兒也都不知道生父是誰。所以，把同一套規則套用到以前的社會是行不通的，但我必須說，我還沒搞懂他的理論，我有好長一段時間沒思考這問題了，也許我應該把那本書再翻出來看。」

分析師　「人類學者很可能會對《圖騰與禁忌》一書提出批評，但我想，他們的思路和你的並不一樣。我會說，一般的觀點是，古人知道自己的雙親是誰，但只有某些習俗有叔舅的概念等東西。」

病　患　「我想，除非我記錯，不然原罪的概念在其中扮演了很重要的角色。認為兒童自古以來就介意父母親之間有性關係的這個想法，我是極厭惡的。這本書從頭到尾瀰漫著一股近乎宗教性的偏見。我從小就是個無神論者（在他父親的調教之下），一想到要接受宗教性的思想我就覺得恐怖，這讓我對精神分析很反彈。」

分析師　「我想，你遺漏了那本書的主題所呈現的某個觀點，罪孽和弒父有關聯，但你卻沒提到最核心的主題：所有彼此敵視的人都愛著他們的母親，就是這份對母親的愛，使得他們在原初場景裡想要謀殺父親。」

病　患　「我對罪孽的概念很模糊，也不是很清楚這本書怎麼會牽扯到它。」

分析師　「在我看來，這本書所說的原罪，指的是對母親的愛。」

病　患　「我沒辦法接受世人對父親皆懷有憎恨。這想法讓人不快，但我認為可以從這想法裡找出更多與目前的情勢有關的內容來。那段日子裡，非教條的東西很吸引我，但如今我會說，我絕對偏好彈性。醫學最被我詬病的一點就是它很教條化，這是因為我們受的就是教條化的教育。」

分析師　「今天這一回的分析，你是在向我致敬。你經常要求我要武斷一點，但就像你多少表示過的，你重視我的彈性，以及我樂意邊做邊試的態度。談到你是否要中斷治療這問題時，我的這種態度格外重要。」

186　病　患　「關於教條，重點在於它不可能出錯，它就像一代宗師，如同佛洛伊德、教宗、史達林一樣。接受教條就是用它來取代父親的地位，你認定父親是不會出錯的，教條代表的是父者的形象。靠不合理的情緒來支撐理性是很不妥的。」停頓。「我似乎有點兒要以概念性的口吻來總結。而且，我是不是在潛意識裡刻意避免把某些東西給挖出來？」

分析師　「分析這一路上，自從大致而言你把我當成分析師，或者說視我為母者形象，而忽略了在分析裡頭我對你來說也代表著父者形象以來，這種迴避一直存在。當我說我希望你能再回來做分析時，我代表的是母親的角色，就一直以來都以嬰兒自居的你而言，這對你來說很珍貴。不過，從另一個觀點來看，我以父親的身分命令你必須回來見我，而你已經有能耐反抗我了。由第三個觀點來看，分析代表你所想望的母親，而我代表你父親。由於我們倆勢不兩立，所以若不是你把我殺了，就是我把你殺了。我們經常討論這些事，但眼下談到你是否要在九月份回來見我這事的當兒，你所面對的，是個很實際、而且是情緒上而非理智上的問題。」

分析終止

（幾近九個月之後，病患捎來下面這封信。）

四月十日

親愛的溫尼考特醫生：

我為之前未曾給您隻字片語致上歉意。最後一次與您聯絡時，我決定暫停分析，至少在復活節前，也就是我在某某醫院上班之際不會前來，等工作就緒後再與您聯繫。

總地說來，我的狀況證實是很令人滿意的，目前為止我的計畫是，持續現在的門診工作，直到八月期滿為止。

我一點也不確定期滿之後我將做什麼。我目前還沒辦法為那麼久遠以後的事做打算。我覺得自己現在的狀況很好，所以有時候我很想放棄分析。但反過來說，我的確了解這歷程並不完整，所以我也許會決定再回去找您，或者，如果這樣行不通的話，再找別的分析師幫忙。我很輕易就接受這個想法，在我看來，這代表自己往前跨了好大一步。

倘若我們將來沒再重新開始的話，我想藉這個機會，對您為我所做的一切致上深深的謝意。

誠摯地祝福您

【附錄一】退縮與退行[187-1]

187 過去十年間，我刻意接了幾個在分析過程的移情作用之下，出現退行現象的成年病患來進行治療。

我想在此談談分析某個病患的情況，該名病患實際說來稱不上表現出臨床上所謂的退行，他的退行現象只出現在分析進行時的短暫退縮狀態裡。我對這些退縮狀態的處置方式，深受我過去治療退行病患的經驗所影響。

（文中所謂的退縮〔withdrawal〕，我指的是，意識狀態由對外界現實有清醒的知覺之中瞬間抽離，這種抽離就性質上來說有時是短暫的入睡。至於退行〔regression〕，我指的是退回依賴狀態的退行，而非特指退回動情帶〔erotogenic zones〕發展的早期階段的退行。）

我從分析一名分裂型憂鬱症病患的完整個案資料當中，挑選出連續出現的六個關鍵插曲來做說明。這名病患已經結婚成家，這次發病之初，他陷入精神崩潰，當時的他失去了現實感，也喪失了之前有過的少許的隨興（spontaneity）表達能力。直到分析進行數個月之後，他始能重拾工作。這病患剛開始和我晤談的那段時期，仍一面接受某家精神病院的住院治療。（二次大戰期間這

187-1 溫尼考特分別在1954年十一月於巴黎召開的第十七屆羅曼語系精神分析大會上，以及1955年六月二十九日舉行的英國精神分析學會上朗讀這篇文章；此文隨後收錄於《溫尼考特文集》（*Collected Papers* 1958）內，而這本文集日後又另以《從小兒醫學到精神分析》（Winnicott 1975）為書名重新出版。參見本書引言第一頁，以及原文第20頁（中譯第43頁）之註二。

名病患和我進行過短期的分析，那一回合的治療讓他從青少年的急性症狀中康復，但他毫無病識感。）

這名病患之所以有心持續接受分析，主要是因為他自知缺乏衝動，也無法主動與人攀談，只能加入別人起頭的嚴肅話題而說得頭頭是道；他缺乏朋友，與人相處時找不到話題的困窘破壞了他和眾人的友誼，使他成為無趣的人。（他提到，有回看電影時曾經開懷大笑，這個小小的進步讓他對分析將來的成果滿懷希望。）

長久以來，他的自由聯想呈現出他內心無時無刻不在進行的一場言詞考究的獨白，這些自由聯想的內容皆被他精心鋪陳過，而且以一種他自認為分析師會感興趣的方式表現出來。

就像其他很多接受精神分析的病患一樣，這病患有時候會深深沉浸在分析情境裡，但在某些重要卻罕見的情況下卻會變得退縮，在這些退縮的片刻裡，他會經驗到一些意想不到的事，他偶爾能夠把這些事說出來。本文的目的，就是想從大量的平凡無奇的分析內容中揀選出這些罕見的情況來討論，而我要請諸位讀者把其餘內容的平凡無奇視為理所當然。 188

插曲一和插曲二

頭一個狀況（他正好能夠捕捉到並且說出來的一則幻想）是這樣的，他在長椅上陷入短暫的退縮狀態，他說看見自己**蜷起身子，靠在椅背上來回翻滾**。這是他在分析裡顯露出自發性自我（spontaneous self）的頭一個直接證據。下一次的退縮出現在幾個禮拜之後，就在退縮出現之前，他試圖以我取代他父親（病患十八歲時喪父），要我對他工作上的某個細節給點意見。我先就這個細節跟他討論了一下，不過也向他指出，他需要的是我當他的分析師，不是要我當他父親的替代者。他說，沿用他平常說話的方式講話是浪費時間，繼而又說，自己剛才退縮了，並覺得自己這樣的舉動是為了逃離某件事。剛才睡著片刻做的夢，他全不記得了。我向他指出，他那當下的退縮等於是逃離了處在介於清醒和睡著之間的痛苦，或者說，逃離了處在介於理性地跟我談話和退縮之間的痛苦。就在這當口，他正好告訴我，他又閃過縮起身子的念頭，儘管實際上他只是像平常一樣背靠著椅子躺著，雙手交抱於胸前。

就在這時候，我做了這些詮釋當中的頭一個，我自知若回到二十年前我是做不出這些詮釋的。這則詮釋後來竟便得重要無比。當他提到縮起身子時，他舉起手在他面前比畫他蜷縮起身子四處滾動的樣子。我馬上對他說：「你描述自己縮起身子滾動的同時，你也暗示著，有些事因為你沒察覺到所以自然也就不會提起；你暗示著一種介質的存在。」半晌之後，我問他了不了解我的意思，我發現他一聽就懂，他說：「就像讓輪子轉動的潤滑油一樣。」有了介質這個扶持他的物質的概念後，他繼續用言語來描述他的手勢代表他不停向前翻滾，為了與之對照，他往後靠在椅背上翻滾，做出了他幾個禮拜前說過的這個動作。

做出介質這個詮釋之後，我才能繼而發展出分析情境這個主題，接著我們對分析師所提供的這個特殊情境，以及分析師順應病患需求的能耐的限度，達成了相當明確的共識。這位病患隨而做了個相當重要的夢，這個夢經分析之後顯示出，由於我已證明自己能在他退縮的當下提供他適當的介質，所以他可以拋開如今再也無用武之地的保護殼。看來，他退縮的自我一出現，我便立即在它外圍包覆一層介質之際，瞬間把他的退縮轉為退行，這麼一來，他便能夠積極地運用這退行經驗。在我初踏入分析這一行時，我恐怕會錯失這種機會。這病患形容這次的分析「重要無比」。 189

這個分析的小細節帶來了重大成果：一、更加釐清了我身為分析師所扮演的角色；二、我體會到依賴有時必然極其巨大，甚至是大到即便痛苦也要忍受的地步；三、我能以全新的觀點益發理解到他的工作及家庭生活的現實狀況。他偶然間告訴我，他太太近來剛懷孕，所以他很容易把他在介質中蜷縮起來的樣子和胎兒在子宮裡的模樣聯想在一起。事實上他是把自己想像成寶寶，同時也體認到自己對母親最原初的依賴。

這次晤談之後他再度與母親見面時，破天荒地開口問及她已為他的分析支付了多少費用，容許自己關心這個問題。後續的幾次晤談裡，他終於對我大表不滿，直言不諱地說他懷疑我是個騙子。

插曲三

下一個細節是在幾個月之後，緊接著一段內容豐富的分析而來。這細節出現的當時，分析談到了肛門期的特性，並再度觸及移情狀態下同性戀的一面，而他對分析的這一面感到格外驚駭。他說小時候經常很怕被男人追著跑。我做了一些詮釋，他說當我剛才說話的時候，他的心思飄得很遠，飄到一家工廠裡。用平常的話來說，他「神遊去了」。這神遊對他來說非常逼真，他覺得自己彷彿真的回到了那家工廠工作，也就是他與我在前一回合分析結束（由於戰爭的關係不得不終止）之前任職的地方。我立即詮釋說，**他從我的懷抱**（from my lap）中跑走了。懷抱這個詞很洽當，因為就他退縮的狀態來說，而且從情緒發展的角度來看亦然，他一直處在嬰兒期，所以長椅自然就變成分析師的懷抱了。不難看得出來，我展開懷抱等他回來，跟我給予介質，看他有沒有能耐縮起身子悠游其中，這兩者是有所關聯的。

插曲四

我想挑出來說的第四個插曲，不是那麼明顯。那是在他說他無法行房的某一次晤談時出現的。我就大致上的內容詮釋道，他處在與外在世界隔離的狀態裡；從某方面來說，這是他的真我的隨興表達，而他的真我除了透過想像之外，對找到客體這事已不抱希望；從另一方面來說，這是他的自我對刺激所做的反應，而這個自我說來有幾分的假，或者說，不真實。我透過這詮譯向他指出，他希望藉由他與我之間的關係把他自身的分裂接合起來。就在這當口，他短暫地陷入退縮狀態，稍後他倒是能夠告訴我，退縮時他經歷到什麼：**天暗了下來，烏雲密布，開始下起雨來；雨滴狠狠地打在他赤裸的身上。**聽他這麼說，我才意會到他（一個新生兒）所處的環境是多麼地冷酷無情，並且向他指出，他得有心理準備，什麼樣的環境能讓他變得統整而獨立。這是從反面的角度來詮釋「介質」。

190

插曲五

第五個細節是包括我的暑期休假在內的九週假期之後出現。

放完長假回來，這病患說他不曉得自己為何要回來接受分析，所以他覺得很難再度開始。他談話的重點依然擺在無法隨性與人攀談這老問題上，不管在家或在外情況都一樣。他只能在別人交談時搭上一些話，最輕鬆的情況是當場已經有另外兩個人打開了話匣子互相交談。他一開口說話，就會覺得自己篡奪了父母親的功能（也就是說，進入了原初場景），然而他只想被父母親當成嬰兒看待。他對自己的描述十分詳盡，讓我能充分掌握他目前的狀況。

第五個插曲是談到某個不起眼的夢時出現的。

長假後的第一次晤談結束當晚，他做了個夢，隔天前來治療時他把這夢說了出來。那個夢一反往常地非常鮮明。夢中，他在週末出國一趟，**週六啟程週一返回**，目的是去探望一位出國就醫的病人。（原來，夢中那病人新近才動了截肢手術，另外還有些重要細節，但與目前的主題沒有特別的關聯。）

我最先的詮釋強調在夢中**他出發又返回**。我想說的就是我這個觀點，因為它和我在插曲一及二所說的我提供給他介質和懷抱的看法一致，也和我在插曲四裡頭認為個體處在幻覺中的惡劣環境這個看法相吻合。隨後，我做了個更完整的詮釋，簡而言之，那個夢表達了他與分析之間的關係的兩個面向：其中一面是，他離開又回來，另一面是，他遠行在外，夢中住院的那個病人代表遠行的他。他去探視那病人，意味著他正設法打破存在於這兩個面向的自我之間的隔離作用。我的病患繼而說道，夢中自己急於跟那病人見面，這意味著他愈來愈意識到自身的那道隔離作用或是分裂，並渴望把自己統整起來。

這插曲堪稱是以夢的形式表露出病患渴望擺脫分析，因為它包含兩個元素：退縮的自我，以及環境的供給。分析師作為介質的一面也被內射（introjected）進去了。

我進一步道：這夢顯示了病患怎麼看待那長假。開開心心逃離治療的同時，他也心裡有數，儘管他逃開了，但終究會回來。這麼一來，原本對這類病人來說放長假是很嚴重的事，卻沒對他造成很大的困擾。這名病患特別提到一點，說一走了之的念頭讓他隨即聯想到主動與人攀談或隨性做任何事。隨後他告訴我，做那個夢當天，某個特殊的恐懼又回來了，那就是他害怕自己會突然親吻某個人，也許是剛好在他隔壁的某人，而那人又不巧是個男的。如果他突如其來親吻的人是個女的，他就不會那麼糗了。

191

這時，他愈來愈沉浸在分析的情境裡。他覺得自己是家裡的幼童，只要他開口說話就不對，因為這麼一來他便是以父母親自居。對隨興的示意（spontaneous gesture）能得到回應這事，他感到絕望（這一點和我所了解的他的家庭狀況十分符合）。在這當兒，更深層的內容湧現，他感覺到有人從門口進進出出，我詮釋說這和呼吸有關，這個看法從他更進一步的聯想裡頭得到印證。意念就像氣息，也像孩子一般，假使我沒回應，他會覺得這些意念遭到冷落。他最怕的，就是淪為被人遺棄的小孩、或表達出意念和見解但遭人冷落、或看到小孩子有所表示卻無人理睬。

插曲六

一個禮拜之後，這病患（他自己也沒料到）突然面對了自己一直沒辦法接受父親過世這事實。這是在他提到夢見父親依然在世、兩人在夢中既感性又自在地聊到他目前在性方面的困擾之後發生的。兩天之後，他提及近來常頭痛，這和以前的頭痛截然不同，造成他莫大的困擾。這頭痛多少可說是兩天前晤談完之後開始的。痛的地方在太陽穴，有時候則是在前額一帶，感覺上似乎

正好在頭之外。他最近常這樣頭痛，讓他覺得自己病了，要是他妻子對他有點同情心，他早就上床抱頭大睡，不會來接受分析了。他為此心煩，因為身為醫生他知道頭痛肯定是某種功能失調的警訊，但他卻無法從生理的觀點來解釋（所以這就像發瘋一樣）。

在這一個鐘頭裡，我很清楚什麼樣的詮釋行得通，於是我說：「這種痛的地方正好在頭**之外**的頭痛，代表你**希望你的頭被捧著，**就像當你還是孩子時，只要心情很糟，自然會有人捧你的頭一樣。」起初，他對這樣的說法並不以為意，但有件事漸漸明朗起來，就是當他還是個孩子時，會在恰當的時刻用合適的方式捧他的頭的人，顯然是他父親而不是母親。換句話說，他父親過世之後，當他因哀慟而情緒崩潰之際，沒有人會捧他的頭。

我把這個詮釋和介質這關鍵性的概念扣在一起，他慢慢發覺到，我提到的一雙捧著他的手的概念是對的。他說，某次短暫的退縮時他感覺到我有一台機器，我可以啟動它，它能夠提供外表上看似是同理的功能。對他來說這意味著我沒真的伸手捧住他的頭很重要，而且事實上，我若這樣做只是機械性的操作技法而已。**重要的是，我馬上了解到他需要什麼**。

那一個鐘頭即將結束之際，他意外地想起自己那個下午曾捧著一個孩子的頭。那孩子在局部麻醉的情況下動了個小手術，手術時間超過一個鐘頭。他竭盡所能地去幫這個孩子，但不怎麼成功。他覺得那孩子當時最需要的，就是有人捧著他的頭。 192

這時，他恍然大悟，覺得自己那天來接受分析，就是專程為聽我的詮釋而來的，所以，他簡直想感謝他太太，多虧她一點也不同情他，也不像她本該做的那樣捧他的頭，他才能有這番體悟。

總結

我之所以分享我的觀點，是基於一個想法：我們若能在進行分析時覺察出退行現象，我們可以立即滿足它，這麼一來，某些不是病得太重的病患便能在短時間內達到必要的退行，甚或是瞬間退行。我會說，在退縮的狀態下病患正扶持著他的自我，而且，如果退縮現象一出現分析師便馬上扶持病患的話，那麼原本是退縮的狀態就會轉為退行。退行的好處在於，它帶來了矯正的機會，讓病患過去生命中需求之順應的不當之處得到修正，換句話說，讓病患還是嬰幼兒時照顧上的缺失得以補足。相較之下，退縮狀態並沒有好處，而且，當病患從退縮的狀態下恢復過來，他／她並沒有改變。

一旦我們能深刻地理解病患，並藉由適時而正確的詮釋表達我們的理解，我們其實是扶持著病患，而且和這位病患發展出讓他有某種程度的退行及依賴的關係。

一般以為，病患在接受精神分析時出現退行現象的話會有某些危險。這危險不在於退行本身，而在於分析師的措手不及，無法滿足病患的退行以及由退行而來的依賴。當分析師經驗夠老練，能夠遊刃有餘地處理退行狀態，我們大可這樣說：分析師愈能迅速接納退行狀態並全然滿足它，病患就愈不容易陷入帶有退行性質的病症裡。

【附錄二】參考書目

Freud, S. (1895). *Studies on Hysteria* in Volume 2 of *The Standard Edition of the Complete Psychological Works of Sigmund Freud* (London: The Hogarth Press; New York: Norton).

Giovacchini, P. L. (ed.) (1972). *Tactics and Techniques in Psychoanalytic Therapy* (New York: Science House; London: The Hogarth Press).

Nietzsche, F. (1886). *The Gay Science.* Translated, with commentary, by Walter Kaufman (New York: Vintage Books, 1974).

Winnicott, D. W. (1931). *Clinical Notes on Disorders of Childhood* (London: Heinemann).

—— (I935). 'The Manic Defence' in Winnicott 1975.

—— (1936). 'Appetite and Emotional Disorder' in *ibid.* (1975).

—— (1945). 'Primitive Emotional Development' in *ibid.* (1975).

—— (1948a). 'Paediatrics and Psychiatry' in *ibid.* (1975).

—— (1948b). 'Reparation in Respect of Mother's Organized Defence against De-pression' in *ibid.* (1975).

—— (1949a). 'Birth Memories, Birth Trauma, and Anxiety' in *ibid.* (1975).

—— (1949b). 'Mind and its Relation to the Psyche-Soma' in *ibid.* (1975).

—— (1951). 'Transitional Objects and Transitional Phenomena' in *ibid.* (1975).

—— (1952). 'Anxiety Associated with Insecurity' in *ibid.* (1975).

—— (1954a). 'Withdrawal and Regression' in *ibid.* (1975), and reprinted as the Appendix to this volume.

—— (1954b). 'The Depressive Position in Normal Emotional Development' in *ibid.* (1975).

—— (1954c). 'Metapsychological and Clinical Aspects of Regression within the Psycho-Analytical Set-Up' in *ibid.* (1975).

—— (1955). 'Clinical Varieties of Transference' in *ibid.* (1975).

—— (1956). 'The Anti-Social Tendency' in *ibid.* (1975).

—— (1958). 'The Capacity to be Alone' in Winnicott 1965.

—— (1960a). 'Ego Distortion in Terms of True and False Self in *ibid.* (1965).

—— (1960b). 'The Theory of the Parent-Infant Relationship' in *ibid.* (1965).

—— (1963a). 'The Development of the Capacity for Concern' in *ibid.* (1965).

—— (1963b). 'Psychiatric Disorder in Terms of Infantile Maturational Processes' in *ibid.* (1965).

—— (1963c). 'Psychotherapy of Character Disorders' in *ibid.* (1965).

—— (1965). *The Maturational Processes and the Facilitating Environment* (London: The Hogarth Press; New York: Int. Univ. Press).

—— (1970). 'The Mother-Infant Experience of Mutuality' in *Parenthood*, edited by E. J. Anthony and T. Benedek (Boston: Little, Brown & Co.).

—— (1971). *Playing and Reality* (London: Tavistock Publications; New York: Basic Books).

—— (1972). 'Mother's Madness appearing in the Clinical Material as an Ego-alien Factor' in Giovacchini 1972.

—— (1973). 'Delinquency as a Sign of Hope' in *Adolescent Psychiatry*, II, edited by S. C. Feinstein and P. L. Giovacchini (New York: Basic Books).

—— (1975). *Through Paediatrics to Psycho-Analysis* - a reissue of Winnicott's *Collected Papers* (London: Tavistock Publications, 1958), with an introduction by M. Masud R. Khan (London: The Hogarth Press; New York: Basic Books).

【附錄三】英文索引

瑪德琳・戴維斯（Madeleine Davis）彙整

編按：附錄所標示之數字為原文書頁碼，查閱時請對照貼近內文左右側之原文頁碼。

A

B

C

D

E

F

G

H

I

N

O

R

S

T

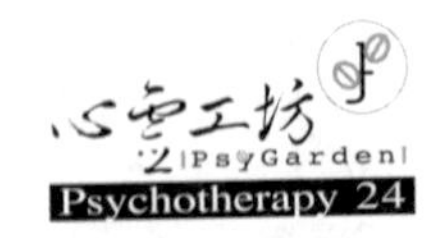

二度崩潰的男人：一則精神分析的片斷

Holding and Interpretation: Fragmant of an analysis

作者—唐諾・溫尼考特（Donald W. Winnicott）　譯者—廖婉如
策劃、審閱、導讀—王浩威

共同出版—財團法人華人心理治療研究發展基金會

出版者—心靈工坊文化事業股份有限公司
發行人—王浩威
總編輯—王桂花　執行編輯—裘佳慧
內文排版—冠玫股份有限公司
通訊地址—106台北市信義路四段53巷8號2樓
郵政劃撥—19546215　戶名—心靈工坊文化事業股份有限公司
電話—02）2702-9186　傳真—02）2702-9286
Email—service@psygarden.com.tw　網址—www.psygarden.com.tw

製版・印刷—彩峰造藝印像股份有限公司
總經銷—大和書報圖書股份有限公司
電話—02）8990-2588　傳真—02）2990-1658
通訊地址—248台北縣新莊市五工五路2號（五股工業區）
初版一刷—2008年12月　初版二刷—2019年5月
ISBN—978-986-6782-48-0　定價—450元

國家圖書館出版品預行編目資料

二度崩潰的男人：一則精神分析的片斷／唐諾・溫尼考特（Donald W. Winnicott）著；廖婉如譯. -- 初版. -- 臺北市：心靈工坊文化, 2008. 12.
面；　公分. --（Psychotherapy；24）
譯自：Holding and Interpretation: fragment of an analysis
ISBN 978-986-6782-48-0（平裝）
1. 精神醫學 2. 精神分析治療法 3. 個案研究

415.9　　　97023203

心靈工坊 PsyGarden **書香家族 讀友卡**

感謝您購買心靈工坊的叢書，爲了加強對您的服務，請您詳填本卡，
直接投入郵筒（免貼郵票）或傳眞，我們會珍視您的意見，
並提供您最新的活動訊息，共同以書會友，追求身心靈的創意與成長。

書系編號—PT 24　書名—二度崩潰的男人：一則精神分析的片斷

姓名　是否已加入書香家族？□是 □現在加入

電話 (O)　(H)　手機

E-mail　生日　年　月　日

地址 □□□

服務機構（就讀學校）　職稱（系所）

您的性別—□1.女 □2.男 □3.其他

婚姻狀況—□1.未婚 □2.已婚 □3.離婚 □4.不婚□5.同志 □6.喪偶 □7.分居

請問您如何得知這本書？

□1.書店 □2.報章雜誌 □3.廣播電視 □4.親友推介 □5.心靈工坊書訊
□6.廣告DM □7.心靈工坊網站 □8.其他網路媒體 □9.其他 ______

您購買本書的方式？

□1.書店 □2.劃撥郵購 □3.團體訂購 □4.網路訂購 □5.其他 ______

您對本書的意見？

- 封面設計　□1.須再改進 □2.尚可 □3.滿意 □4.非常滿意
- 版面編排　□1.須再改進 □2.尚可 □3.滿意 □4.非常滿意
- 內容　□1.須再改進 □2.尚可 □3.滿意 □4.非常滿意
- 文筆／翻譯　□1.須再改進 □2.尚可 □3.滿意 □4.非常滿意
- 價格　□1.須再改進 □2.尚可 □3.滿意 □4.非常滿意

您對我們有何建議？

▲您的意見，我們將轉貼在心靈工坊網站上，www.psygarden.com.tw

廣告回信
台北郵局登記證
台北廣字第1143號
免貼郵票

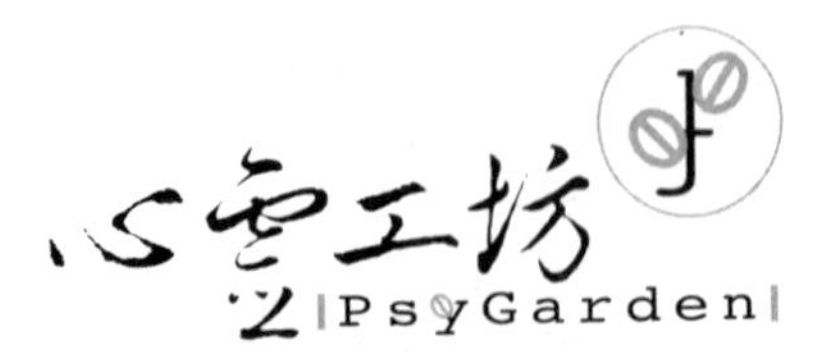

台北市106信義路四段53巷8號2樓

讀者服務組 收

（對折線）

加入心靈工坊書香家族會員
共享知識的盛宴，成長的喜悅

請寄回這張回函卡（免貼郵票），
您就成爲心靈工坊的書香家族會員，您將可以——

⊙隨時收到新書出版和活動訊息

⊙獲得各項回饋和優惠方案